陈梓辉

沈智理　杨　静　主编

特效处方大全

彩图版

贵州科技出版社

·贵阳·

图书在版编目（CIP）数据

特效处方大全：彩图版 / 徐梓辉，沈智理，杨静主编. -- 贵阳：贵州科技出版社，2024.8. -- ISBN 978-7-5532-1428-3

Ⅰ. R289.5

中国国家版本馆CIP数据核字第2024NK4097号

特效处方大全　彩图版

TEXIAOCHUFANG DAQUAN　CAITUBAN

出版发行	贵州科技出版社
地　　址	贵阳市中天会展城会展东路A座（邮政编码：550081）
网　　址	https://www.gzstph.com
出 版 人	王立红
责任编辑	刘利平
封面设计	黄　辉
经　　销	全国各地新华书店
印　　刷	三河市兴达印务有限公司
版　　次	2024年8月第1版
印　　次	2024年8月第1次
字　　数	196千字
印　　张	12
开　　本	787 mm×1092 mm　1/16
书　　号	ISBN 978-7-5532-1428-3
定　　价	69.00元

方剂是医家根据专业知识与临床实践经验所拟定的有可靠疗效的药方。方剂的起源与药物的产生是同步的，十分久远。随着一代一代的传承和发展，方剂的数量已经不可计数。直到现在，大多数中医开方也都是在原方的基础上灵活加减的。所以，一定程度上可以说方剂是连接基础研究和临床实践的桥梁。

　　在中医药文化和临床诊疗实践中，名方就像方剂海洋中的明珠。名方因其独特的文献价值、理论价值、应用价值、开发价值而成为中医学临床、实验、科研的重要内容之一。

　　随着时代的变迁和对疾病研究的不断深入，中医学理论和实践经验日益丰富，大量新的名方不断产生，也有一些名方散佚；有些名方丧失了名方地位，有些普通方剂一跃成为名方。为了让更多读者能够了解、学习、应用名方，我们经过精心调研和策划，聘请相关专业人士编撰了《特效处方大全　彩图版》一书。

　　本书集历代各类经典名方近200首，以功用主治为纲，方剂为目，每方单独成篇，下设方名、来源、组成、用法、功效、主治、特效方解析、临床报道等项，条理清楚，文字通俗易懂。其中"特效方解析"一项是本书编辑的重点，涵盖了千百年来众多医家的临证经验与现代研究进展。此外，书中配有大量高品质的彩色中药饮片照片，便于人们在日常生活中快速识别和正确应用，这是本书最大的特色。

　　为保持名方原有特色，书中对名方的组成、剂量（部分已经结合当代临床经验换算成当代剂量）、用法都保持不变，书中的计量单位，如钱、两等，因古代量制历经多次变革，各个时期的计量与克的换算关系不同，故部分计量单位不做换算。少数名方的剂量偏大、药性过猛，读者在使用本书所有方剂时一定要遵从专业医生的指导，以免耽误治疗或产生危害。此外，在本书所收录的名方，尤其是古方中，某些方剂成分涉及虎骨、犀角等，因这些药材是国家明令禁止使用的，现临床或已不用，或用其他药物替代，如用水牛角替代犀牛角等，此类药方未作删改处理，旨在保留药方的历史原貌，这点读者和用药者当明辨。

本书文字简练、通俗易懂、内容丰富、图片清晰、版式新颖，具有很强的普及性和实用性，适合中医药院校的师生、临床医生、科研人员，以及广大中医文化爱好者参考使用。

需要再次特别提醒的是，广大读者朋友在阅读和应用本书时，如果需要应用书中所列的方剂，必须经过专业医师的指导！

希望本书的出版能够起到抛砖引玉的作用，让更多的有识之士加入我们的行列，为我国中医药文化的传承和传播、为保障人类的健康出谋献策。

本书编委会
2024年春

特效处方大全　彩图版

第一章

解表特效方

图／半夏

第一节

辛温解表

麻黄汤

《伤寒论》

组成 麻黄（去节）9克，桂枝（去皮）、杏仁（去皮、尖）各6克，炙甘草3克。

麻黄　桂枝　杏仁

炙甘草

麻黄汤

用法 上四味，以水九升，先煮麻黄，减二升，去上沫。内诸药，煮取二升半，去滓，温服八合。覆取微似汗，不须啜粥，余如桂枝法将息（见后"桂枝汤"）。现代用法：水煎服，温覆取微汗。

功效 发汗解表，宣肺平喘。

主治 外感风寒表实证。恶寒发热，头身疼痛，无汗而喘，舌苔薄白，脉浮紧。

特效方解析

1.辨证要点 本方是治疗外感风寒表实证的基础方。临床应用以恶寒发热、无汗而喘、脉浮紧为辨证要点。

2.加减变化 鼻塞流涕重者，加辛夷、苍耳子以宣通鼻窍；喘急胸闷、咳嗽痰多、表证不甚者，去桂枝，加紫苏子、半夏以化痰止咳平喘；兼里热之烦躁、口干，酌加石膏、黄芩以清泻郁热；夹湿邪而兼见骨节酸痛，加薏苡仁、苍术以祛风除湿。

3.现代运用 本方常用于治疗感冒、流行性感冒、急性支气管炎、支气管哮喘等证属风寒表实者。

4.使用注意 本方为辛温发汗之峻剂，故《伤寒论》对"疮家""淋家""衄家""亡血家"，以及外感表虚自汗、血虚而脉兼"尺中迟"、误下而见"身重心悸"等，虽有表寒证，亦皆禁用。麻黄汤药味虽少，但发汗力强，不可过服，否则汗出过多必伤正气。

正如相关人士指出："此乃纯阳之剂，过于发散，如单刀直入之将，投之恰当，一战成功。不当则不战而召（招）祸。故用之发表，可一而不

可再。"（《伤寒来苏集·伤寒附翼》卷上）

麻黄　桂枝　炙甘草
杏仁　生姜　大枣

石膏
大青龙汤

麻黄

大青龙汤

《伤寒论》

（组成）麻黄（去节）12克，桂枝（去皮）、炙甘草、杏仁（去皮、尖）各6克，生姜（切）9克，大枣（擘）4枚，石膏（碎）18克。

（用法）上七味，以水九升，先煮麻黄，减二升，去上沫。内诸药，煮取三升，去滓。温服一升，取微似汗。汗出多者，温粉扑之。一服汗者，停后服。若复服，汗多亡阳，遂虚，恶风烦躁不得眠也。现代用法：水煎服。

（功效）发汗解表，兼清里热。

（主治）外感风寒，内有郁热证。恶寒发热，头身疼痛，不出汗而烦躁，脉浮紧。溢饮。身体疼重，或四肢浮肿，恶寒身热，无汗，烦躁，脉浮紧。

特效方解析

1.辨证要点　本方为治疗风寒表实兼有里热证的常用方。以恶寒发热、无汗烦躁、脉浮紧为辨证要点。

2.加减变化 兼咳喘痰多者，加紫苏子、半夏以化痰止咳平喘；兼小便不利、浮肿者，加葶苈子、茯苓以泻肺利水。

3.现代运用 本方常用于治疗感冒、流行性感冒、过敏性鼻炎、支气管炎、支气管哮喘、急性肾炎水肿、急性风湿性关节炎等证属外寒里热者。

4.使用注意 本方发汗之力极强，故一服得汗者应停后服，以防过剂，"汗出多者，温粉扑之"。脉微弱而汗出恶风者禁用；高血压、心脏病患者慎用。

临床报道

大青龙汤在一派辛温开泄药中，独加一味石膏，以透热除烦，虽寒温并用，然重在发表散寒。且其发表之力峻猛，用之不慎，每易导致变证，因之临床大样本观察报道鲜见，其应用多以个案形式见诸报刊。据已有资料可知，本方多用于治呼吸系统疾病，如感冒、支气管炎、哮喘等，亦有治鼻衄、汗腺闭塞症、风湿性关节炎者。

81例医案统计结果表明，本方麻黄最大用量18克，最小用量0.5克，常用量9～12克；桂枝最大用量15克，最小用量1克，常用量9～12克；甘草最大用量15克，最小用量1克，常用量6～9克；杏仁最大用量15克，最小用量3克，常用量6～9克；生姜最大用量10克，最小用量0.5克，常用量3～9克；大枣最大用量12克，最小用量3克，常用量3～9克；石膏最大用量75克，最小用量3克，常用量20～30克。在现代医学领域中，本方主要适用于流行性感冒及呼吸系统疾病，并广泛用于内、外、妇、儿、五官、皮肤各科疾病的治疗，如支气管炎、肺炎、风湿症、浮肿、湿疱、产后浮肿、荨麻疹、鼻衄、乙脑等多种疾病，但以主治外感疾病为多。凡具有发热、恶寒、无汗、烦躁、头身痛、舌红或淡红、苔薄白或黄、脉浮紧或数者，皆可应用。（关庆增，谷松，景浩，2012.伤寒论方证证治准绳[M].北京：中国中医药出版社.）

葛根汤

《伤寒论》

组成 葛根12克，麻黄、生姜各9克，桂枝、炙甘草、芍药各6克，大枣（擘）12枚。

用法 上七味，以水一斗，先煮麻黄、葛根。减二升，去上沫，内诸药，煮取三升，去滓，温服。覆取微似汗，不须啜粥，余如桂枝法将息及禁忌。

葛根　　麻黄　　生姜

桂枝　　炙甘草　　芍药

大枣

葛根汤

功效　发汗解表，生津舒经。

主治　外感风寒表实，恶寒发热，头痛，无汗身痛，项背拘急疼痛，或下痢，或呕吐，舌苔薄白，脉浮紧；刚痉，无汗而小便反少，气上冲胸，口噤不得语，恶寒发热，身体强。

特效方解析

1.辨证要点　本方以恶寒发热无汗、项背拘急不舒为辨证要点。

2.加减变化　身热烦渴者，加石膏；表邪犯胃呕逆者，加半夏；咽痛痰黏者，加桔梗；头痛剧者，加藁本、蔓荆子；口眼喎斜者，加地龙、川芎、木瓜；伴风疹者，加防风、川

芎、蝉蜕。

3.现代运用　本方常用于治疗感冒、流行性感冒，急性肠炎、菌痢早期，流脑、乙脑初起，内耳眩晕症，小儿秋季腹泻及发热，三叉神经痛，腓总神经痛，面神经瘫痪，重症肌无力，肩颈肌痉挛，肩凝症，荨麻疹，睑腺炎，过敏性鼻炎，眼睑脓肿等。

临床报道

葛根汤由桂枝汤减桂枝、芍药用量，加麻黄、葛根而成。其方在发散风寒基础上，兼有调和气血、解痉缓急、升清止痢之功。古代医家常用以治疗刚痉、痘疮或麻疹初起等证属风寒者。现代临床在辨证符合其病机的基础上，每多用于呼吸系统疾病，如流行性感冒、急性支气管炎、肺炎、过敏性鼻炎、慢性副鼻窦炎等，以及神经系统病症，如周围面神经麻痹、各类神经性疼痛的治疗，同时亦可用于其他系统病症的治疗。

统计163例古今医案，有中医诊断者60例，涉及39个病名，主要有感冒、头痛、痉证、下痢、泄泻、痿病、鼻渊等；有现代医学诊断者65例，包括48个病种，主要有颈椎病、破伤风、流行性感冒、脑炎后遗症、脑血管意外后遗症、面神经麻痹、鼻炎等病。此外日本医案61例，主要用于治外伤及神经系统病变引起的颈、

四肢肌肉筋腱的痉挛、疼痛、功能障碍、鼻炎、鼻窦炎等。（关庆增，谷松，景浩，2012.伤寒论方证证治准绳[M].北京：中国中医药出版社.）

葛根加半夏汤

《伤寒论》

组成 葛根、半夏（洗）各12克，麻黄（去节）9克，炙甘草、芍药、桂枝（去皮）、生姜（切）各6克，大枣（擘）12枚。

用法 上八味，以水一斗，先煮葛根、麻黄，减二升，去白沫。内诸药，煮取三升，去滓。温服一升。覆取微似汗。

葛根　半夏　麻黄
炙甘草　芍药　桂枝
生姜　大枣

葛根加半夏汤

功效 解表散邪，和胃降逆。

主治 发热，恶风寒，无汗，头痛，胃脘疼痛绵绵不止或拘急疼痛，呕吐或吐清水，舌淡、苔薄白，脉紧或浮。

特效方解析

1.辨证要点 本方以发热、恶风寒、头痛、无汗、呕吐、胃脘疼痛、苔薄白、舌淡、脉紧或浮为辨证要点。

2.加减变化 大便溏者，加茯苓、白术以健脾渗湿止泻等；呕吐明显者，加吴茱萸、陈皮以温胃降逆止呕。

3.现代运用 本方可用于治疗西医临床中的急（慢）性肠胃炎，肠胃型感冒，慢性非特异性溃疡性结肠炎等。只要符合其主治病变证机，也可加减运用，辅助治疗慢性支气管炎等。

4.使用注意 太阳中风证与胃寒证相兼慎用本方。

临床报道

本方由葛根汤加半夏而成。在发汗解表的基础上，复具和胃降逆止呕之功效。有关其临床运用，可参阅葛根汤条。在此仅列医案1则，以供参考。医案：某女，18岁。因恣食瓜果，当风乘凉，夜间身发冷热，头痛，自汗，身疼痛，同时恶心，大便水泻，腹部胀满隐痛，脉象浮大而

特效处方大全　彩图版

软，舌质淡而苔白腻。根据脉象的体现，本为葛根加半夏汤证，因以加味葛根加半夏汤与之。处方：鲜佩兰、苏藿香、葛根、厚朴、半夏、茯苓、泽泻、陈皮各10克，甘草6克，生姜3克。1剂后汗出而冷热解，腹部轻松，恶心不作。连服3剂，恢复正常。（邢锡波，2012.邢锡波伤寒论临床实验录［M］.北京：人民军医出版社.）

桂枝汤

《伤寒论》

（组成） 桂枝、芍药、生姜各9克，炙甘草6克，大枣（擘）4枚。

桂枝　　芍药　　生姜

炙甘草　　大枣

桂枝汤

（用法） 上五味，咀三味，以水七升，微火煮取三升，去滓，温服一升。服已须臾，啜热稀粥一升余，以助药力。温覆令一时许，遍身漐漐，微似有汗者益佳，不可令如水流漓，病必不除。若一服汗出病瘥，停后服，不必尽剂，若不汗，更服依前法；又不汗，后服小促其间，半日许，令三服尽；若病重者，一日一夜服，周是观之。服一剂尽，病症犹在者，更作服；若汗不出，乃服至两三剂。禁生冷、黏滑、肉面、五辛、酒酪、恶臭等物。

（功效） 解肌发表，调和营卫。

（主治） 外感风寒表虚证。发热头痛，汗出恶风，鼻鸣干呕，舌苔薄白，脉浮缓或浮弱。

（特效方解析）

1.辨证要点 本方为治疗外感风寒表虚证的常用方剂。以发热、恶风、汗出、脉浮缓为辨证要点。

2.加减变化 冻疮、冬季皮炎，加丹参、当归、细辛、鸡血藤；风寒湿痹痛，可加重桂枝用量或再加细辛、姜黄、威灵仙。

3.现代运用 本方常加减用于治疗感冒、流行性感冒、原因不明的低热或多型红斑、荨麻疹、湿疹、皮肤瘙痒等见上述症状者。

4.使用注意 本方适用于治疗外感风寒表虚证。凡表实无汗或发热不恶寒、汗多而烦渴或内有湿热者，皆不宜使用。

桂枝

桂枝二麻黄一汤
《伤寒论》

组成 桂枝（去皮）5.4克，芍药、生姜（切）各3.7克，麻黄（去节）2.1克，杏仁（去皮尖）2.5克，炙甘草3.2克，大枣（擘）5枚。

用法 上七味，以水五升，先煮麻黄一二沸，去上沫。内诸药，煮取二升，去滓。温服一升，日再。本云：桂枝汤二分，麻黄汤一分，合为二升，分再服。今合为一方，将息如前法。

功效 解肌散邪，小和营卫。

主治 发热，恶风寒，形似疟状，一日再发，汗出，头痛，舌淡，苔薄，脉浮。

特效方解析

1. **辨证要点** 本方以发热、头痛、汗出、恶寒、苔薄白、脉浮为辨证要点。

2. **加减变化** 咳嗽者，加款冬花、紫菀以宣降肺气；咽痛者，加牛蒡子、桔梗以利咽止痛；项强者，加羌活、葛根以舒筋活络；胸闷者，加枳实、柴胡以行气宽胸解郁。

3. **现代运用** 本方可用于治疗西医临床中的感冒、流行性感冒、支气管肺炎、支气管炎、皮肤病、过敏性疾病等。只要符合其主治病变证机，加减运用，就可辅助治疗风湿性关节炎、类骨质增生、风湿关节炎、慢性支气管哮喘、过敏性鼻炎等。

4. **使用注意** 太阳伤寒证、太阳温病证患者慎用本方。

临床报道

本方由桂枝汤原方剂量5/12与麻黄汤原方剂量2/9组成。其发散之力更微，而调和之力略强。现代临床应用范围与桂麻各半汤相似，可参阅。《伤寒论方古今临床》认为：有汗者宜桂枝二麻黄一汤，无汗者宜桂枝麻黄各半汤。

桂枝二越婢一汤

《伤寒论》

组成 桂枝（去皮）、芍药、麻黄、炙甘草各2.3克，大枣（擘）4枚，生姜（切）3.3克，石膏（碎，绵裹）3克。

桂枝　　芍药　　麻黄

炙甘草　　大枣　　生姜

石膏

桂枝二越婢一汤

用法 上七味，以水五升，煮麻黄一二沸，去上沫。内诸药，煮取二升，去滓。温服一升。本云：当裁为越婢汤，桂枝汤合之，饮一升。今合为一方，桂枝汤二分，越婢汤一分。

功效 解表散邪，调理营卫。

主治 发热，恶风寒，头痛，或咽干，或咽痛，口渴，舌质偏红、苔薄黄，脉浮数。

特效方解析

1.辨证要点 本方以恶寒、发热、口渴、头痛、舌红、舌苔薄黄、脉浮或数为辨证要点。

2.加减变化 项肿咽痛者，加玄参、马勃以清热解毒利咽；渴甚者，加生地黄、天花粉以清热生津止渴；咳者，加紫菀、杏仁以宣降肺气；衄者，加侧柏叶、白茅根、栀子以清热凉血止血；麻疹透发不畅者，加蝉蜕、牛蒡子、薄荷以清热透疹；胸膈闷者，加郁金、藿香以理气化湿解郁；麻疹初起者，加赤芍、生地黄、升麻以凉血解毒透疹；疮疡者，加大青叶、蒲公英、紫花地丁以清热解毒消痈。

3.现代运用 本方可用于治疗西医临床中的感冒、流行性感冒。只要符合其主治病变证机，也可加减运用，辅助治疗如肌肉及关节疼痛、神经性疼痛等。

4.使用注意 太阳伤寒证、太阳中风证患者慎用本方。

本方由桂枝汤原方剂量1/4与越婢汤原方1/8组成。其方解肌祛风之力略强于清宣郁热之力，类于大青龙汤，然绝对剂量极其轻微，其效力自然不可与之相提并论。

据9例临床病愈统计分析，本方可用于伤寒挟燥、慢性风湿性关节炎及慢性肾炎的治疗，主要功效为外散风寒、内清里热。主要应用指征为：发热恶寒、汗出、头痛、关节肿痛、口渴。（关庆增，谷松，景浩，2012.伤寒论方证证治准绳[M].北京：中国中医药出版社.）

桂枝新加汤

《伤寒论》

组成 桂枝（去皮）、人参各9克，芍药、生姜（切）各12克，炙甘草6克，大枣（擘）12枚。

桂枝	人参	芍药
生姜	炙甘草	大枣

桂枝新加汤

用法 上六味，以水一斗二升，煮取三升，去滓。温服一升。本云：桂枝汤，今加芍药、生姜、人参。

功效 益气生血，调和营卫。

主治 发热，头痛，身疼痛，恶风寒，汗出，或关节活动不利，或肌肉空痛，舌淡，苔薄，脉沉迟。

特效方解析

1.辨证要点 本方以发热、恶寒、汗出、身疼痛、舌质淡、苔薄白、脉浮或弱为辨证要点。

2.加减变化 气虚明显者，加山药、黄芪以益气荣脉；血虚身痛者，加川芎、当归以补血行血，调理经脉；汗出多者，加牡蛎、五味子以益阴敛阴止汗。

3.现代运用 本方可用于治疗西医临床中的感冒、流行性感冒、风湿性关节炎、肌肉风湿等。只要符合其主治病变证机，也可加减运用，辅助治疗如梅尼埃病、末梢神经炎、更年期综合征等。

4.使用注意 湿热内蕴证患者慎用本方。

临床报道

本方是由桂枝汤增生姜、芍药用量，加人参组成。其意重在益气养营，滋阴和阳，兼以发散风寒，调理气血。是以虚人感冒，或气血不足而以身痛为主要见症者，用之多效。

据27例医案统计结果，凡中医诊断为伤寒坏病、漏汗、虚热、身痛、腰痛、便秘、感冒、妊娠恶阻、妊娠汗后身痛或产后身痛，西医诊断为慢性肠炎而见身痛、疲乏、汗出、畏寒、头晕、舌淡苔白、脉沉细无力等，均可用本方化裁治疗。（关庆增，谷松，景浩，2012.伤寒论方证证治准绳[M].北京：中国中医药出版社.）

瓜蒌桂枝汤

《金匮要略》

组成 瓜蒌根、炙甘草各6克，桂枝、芍药、生姜各9克，大枣12枚。

用法 上六味，以水九升，煮取三升，分温三服，取微汗。汗不出，食

瓜蒌根　甘草　桂枝
芍药　生姜　大枣
瓜蒌桂枝汤

顷，啜热粥发之。

功效 解肌散邪，养阴生津。

主治 发热，汗出，恶风寒，身体强，拘急不舒，肌肤不荣，舌淡少津，舌苔薄而干，脉沉迟。

特效方解析

1.辨证要点 本方以发热、恶寒、汗出、口淡不渴、筋脉拘急、舌淡、少津苔薄、脉浮或弱为辨证要点。

2.加减变化 气虚者，加黄芪、白术以益气健脾；血虚者，加当归、阿胶以滋补阴血；项背强者，加葛根、羌活以舒筋和络通脉。

3.现代运用 本方可用于治疗西

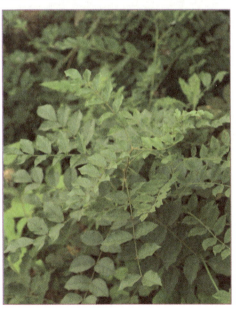

甘草

医临床中的流行性感冒、腰肌劳损、落枕、颈椎骨质增生等。只要符合其主治病变证机，也可加减运用，辅助治疗如神经性耳鸣、慢性肾炎、肾病综合征等。

4.使用注意 瘀血证患者慎用本方。

桂枝甘草汤

《伤寒论》

组成 桂枝（去皮）12克，炙甘草6克。

用法 上二味，以水三升，温服一升，去滓。顿服。

功效 补心阳，益心气。

主治 心悸欲得按，按之则舒，胸闷，汗出，面色萎白，形寒，舌淡、苔薄，脉虚无力。

1.辨证要点 本方以心悸或胸闷、汗出，或胃中悸动、舌质淡、舌苔薄白、脉虚无力为辨证要点。

2.加减变化 气虚短气者，加人参或西洋参、黄芪以益气补虚；阳虚恶寒者，加干姜、附子以温阳散寒；血虚头晕目眩者，加龙眼肉、当归以

滋补阴血；怔忡者，加远志、酸枣仁以安神定志；夹郁热心烦者，加茯苓、知母以清心除烦安神。

3.现代运用 本方可用于治疗西医临床中的心律失常、心动过缓、心肌缺血、风湿性心脏病、肺源性心脏病、冠心病等。只要符合其主治病变证机，也可加减运用，辅助治疗如慢性胃炎、结肠炎、胃及十二指肠溃疡等。

4.使用注意 心阴虚证、胃阴虚证患者慎用本方。

临床报道

本方常用于治疗心血管疾病，故有研究者认为，张仲景桂甘同用的方剂与治疗心血管病有关，都以维护心气为主。《伤寒论方证证治准绳》认为，本方用于治疗神经官能症、窦性心动过缓、冠心病、癔病、心肌梗死等出现心悸怔忡、胸闷气短等心阳虚证者。

九味羌活汤

《此事难知》引张元素方

组成 羌活、防风、苍术各6克，细辛2克，川芎、白芷、生地黄、黄芩、甘草各3克。

用法 水煎服。

羌活　　防风　　苍术

细辛　　川芎　　白芷

生地黄　　黄芩　　甘草

九味羌活汤

功效　发汗祛湿，兼清里热。

主治　外感风寒湿邪，兼有里热证。恶寒发热，无汗头痛，肢体酸楚疼痛，口苦微渴，舌苔白，脉浮。

特效方解析

1.辨证要点　本方为治疗四时感冒风寒湿邪的常用方剂。以恶寒发热、头痛无汗、肢体酸楚疼痛、口苦微渴为辨证要点。

2.加减变化　肢体酸楚疼痛剧者，则可倍用羌活以加强通痹止痛的功效；无口苦微渴者，黄芩、生地黄又当裁减；湿邪较轻、肢体疼痛不甚者，可去细辛、苍术以减温燥之性；湿重胸满者，则可去滋腻之生地黄，加厚朴、枳壳以行气化湿宽胸。

3.现代运用　本方常用于加减治疗感冒、偏头痛、急性肌炎、风湿性

关节炎等病属风寒湿邪在表而里有蕴热者。

4.使用注意　本方虽有黄芩、生地黄之寒，但总属辛温燥烈之剂，故风热表证及阴虚内热者不宜使用。

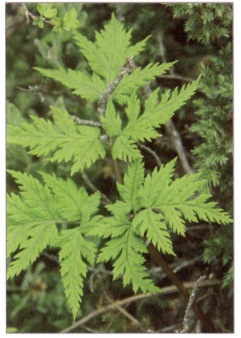
羌活

小青龙汤
《伤寒论》

组成　麻黄（去节）、芍药、桂枝（去皮）、半夏（洗）各9克，细辛、干姜、炙甘草、五味子各6克。

用法　上八味，以水一斗，先煮麻

黄，减二升，去上沫，内诸药，煮取三升，去滓，温服一升。现代用法：水煎温服。

麻黄　　芍药　　桂枝
细辛　　干姜　　甘草
五味子　　　半夏

小青龙汤

功效 解表散寒，温肺化饮。

主治 外寒里饮证。恶寒发热，头身疼痛，无汗，喘咳，痰涎清稀而量多，胸痞，或干呕，或痰饮喘咳，不得平卧，或身体疼重，头面四肢浮肿，舌苔白滑，脉浮。

特效方解析

1.辨证要点 本方是治疗外感风寒、寒饮内停喘咳的常用方。临床应用以恶寒发热、无汗、喘咳、痰多而稀、舌苔白滑、脉浮为辨证要点。因本方辛散温化之力较强，应以确属水

寒相搏于肺者，方宜使用，且视病人体质强弱酌定剂量。

2.加减变化 兼有热象而出现烦躁者，加黄芩、生石膏以清郁热；外寒证轻者，可去桂枝，麻黄改用炙麻黄；鼻塞、清涕多者，加苍耳子、辛夷以宣通鼻窍；兼喉中痰鸣者，加射干、杏仁、款冬花以化痰降气平喘；兼水肿者，加猪苓、茯苓以利水消肿。

3.现代运用 本方常用于治疗支气管炎、支气管哮喘、百日咳、肺炎、

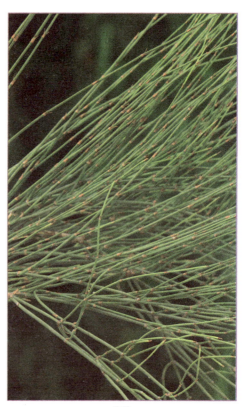

麻黄

特效处方大全 彩图版

肺心病、卡他性眼炎、过敏性鼻炎、卡他性中耳炎等属于外寒里饮证者。

4.使用注意 因本方多温燥之品，故阴虚干咳无痰或痰热证患者不宜使用。

止嗽散

《医学心悟》

组成 桔梗（炒）、荆芥、紫菀（蒸）、百部（蒸）、白前（蒸）各90克，甘草（炒）30克，陈皮（水洗去白）45克。

用法 上为末。每服9克，食后、临卧开水调下；初感风寒，生姜汤调

桔梗　荆芥　紫菀

百部　白前　甘草

陈皮

止嗽散

下。现代用法：共为末，每服6～9克，温开水或姜汤送下。亦可作汤剂，水煎服，用量按原方比例酌减。

功效 宣利肺气，疏风止咳。

主治 风邪犯肺证。咳嗽咽痒，咯痰不爽，或微有恶风发热，舌苔薄白，脉浮缓。

桔梗

1.辨证要点 本方为治疗表邪未尽、肺气失宣而致咳嗽的常用方。临床应用以咳嗽咽痒、微恶风发热、苔薄白为辨证要点。

2.加减变化 湿聚生痰、痰涎稠黏者，加茯苓、半夏、桑白皮以除湿化痰；外感风寒初起、头痛鼻塞、恶寒发热等表证较重者，加紫苏、防风、生姜以解表散邪；燥气焚金、干咳无痰者，加贝母、瓜蒌、知母以润燥化痰。

3.现代运用 本方常用于治疗上呼吸道感染、支气管炎、百日咳等属表邪未尽、肺气失宣者。

4.使用注意 阴虚劳嗽或肺热咳嗽者，不宜使用。

第二节
辛凉解表

银翘散

《温病条辨》

组成 金银花、连翘各15克，荆芥穗、淡竹叶各4克，淡豆豉、生甘草各5克，牛蒡子、薄荷、桔梗各6克。

金银花	连翘	荆芥穗
淡竹叶	淡豆豉	生甘草
牛蒡子	薄荷	桔梗

银翘散

用法 共为粗末，每服18克，以鲜芦根汤送服。

功效 辛凉透表，清热解毒。

主治 温病初起。发热，微恶风寒，无汗或有汗不畅，头痛口渴，咳嗽咽痛，舌尖红、苔薄白或薄黄，脉浮数。

特效方解析

1.辨证要点 《温病条辨》称本方为"辛凉平剂"，适用于温病初起的风热表证。以发热、微恶风寒、口渴、咽痛为辨证要点。

2.加减变化 原书方后列有加减法："渴甚者，加天花粉；项肿咽痛者，加马勃、玄参；衄者，去荆芥穗、淡豆豉，加白茅根、侧柏炭、栀子炭；咳者，加杏仁，利肺气；二三日病犹在肺，热渐入里，加细生地黄、麦冬保津液；再不解，或小便短赤者，加知母、黄芩、栀子之苦寒，与麦、地之甘寒，合化阴气，而治热淫所胜。"此皆银翘散证常见兼证之治法，临证当领会其精神而灵活运用。本方亦可用于痈疮初起而有风热表证者，其时可酌加大青叶、蒲公英、紫花地丁等以加强清热解毒、散结消痈的作用。

3.现代运用 本方常用于麻疹初起、流行性感冒、急性扁桃体炎以及流行性乙型脑炎、流行性脑脊髓膜炎、腮腺炎等属温病初起、热郁肺卫见上述症状者。

4.使用注意 凡外感风寒及湿热病初起者禁用。因方中药物多为芳香轻宣之品，不宜久煎。

桑菊饮

《温病条辨》

组成 桑叶7.5克，菊花3克，杏仁、桔梗、芦苇根各6克，连翘5克，薄荷、生甘草各2.5克。

金银花

桑叶　菊花　杏仁
桔梗　芦苇根　连翘
薄荷　生甘草

桑菊饮

用法 上药以水二杯，煮取一杯，日二服。现代用法：水煎温服。

功效 疏风清热，宣肺止咳。

主治 风温初起，表热轻证。咳嗽，身热不甚，口微渴，脉浮数。

特效方解析

1.辨证要点 本方是主治风热犯肺所致之咳嗽证的常用方剂。临床应用以咳嗽、发热不甚、微渴、脉浮数为辨证要点。

2.加减变化 两三日后，气粗似喘者，是气分热势渐盛，加知母、石膏以清解气分之热；咳痰黄稠、咯吐不爽者，加黄芩、瓜蒌、桑白皮、贝母以清热化痰；咳嗽较频者，是肺热甚，可加黄芩清肺热；咳嗽咯血者，可加茜草根、白茅根、牡丹皮凉血止血；兼咽喉红肿疼痛，加板蓝根、玄参清热利咽；口渴甚者，加天花粉生津止渴。

3.现代运用 本方常用于治疗感冒、急性支气管炎、上呼吸道感染、急性结膜炎、肺炎、角膜炎等属风热犯肺或肝经风热者。

4.使用注意 本方为"辛凉轻剂"，故肺热甚者当予加味后运用，否则病重药轻，药不胜病；若系风寒咳嗽，不宜使用。由于方中药物均系轻清之品，故不宜久煎。

桑

麻黄杏仁甘草石膏汤

《伤寒论》

组成 麻黄、杏仁各9克，石膏18克，炙甘草6克。

用法 水煎服。

功效 辛凉宣肺，清热平喘。

主治 表邪未解，肺热咳喘证。身热不解，咳逆气急，甚或鼻煽，口渴，有汗或无汗，舌苔薄白或黄，脉滑而数。

麻黄　杏仁　石膏

炙甘草

麻黄杏仁甘草石膏汤

特效方解析

1.辨证要点　本方清宣肺热，为治疗肺热咳喘的主要方剂。本方以身热喘急、口渴脉数为辨证要点。

2.加减变化　无汗而见恶寒，当酌加解表之品，如薄荷、牛蒡子、淡豆豉等以增强解表清肺的功效；肺中热盛，可加重石膏用量或加炙桑皮、芦根、黄芩之属。

3.现代运用　本方常用于加减治疗急性支气管炎、肺炎、支气管哮喘等属外感风邪、肺热壅闭者。

4.使用注意　本方与麻黄汤同治身热而喘，但麻黄汤治风寒实喘，本方治风热实喘，寒温不同，不可混淆。

杏

柴葛解肌汤

《伤寒六书》

组成　柴胡、黄芩、芍药各6克，干葛9克，甘草、羌活、白芷、桔梗各3克。

用法　水二盅，加生姜三片，大枣二枚，槌法加石膏末3克，煎之热服。现代用法：加石膏12克，生姜3片，大枣2枚，水煎温服。

功效　解肌清热。

主治　外感风寒，郁而化热证。恶寒渐轻，身热增盛，无汗头痛，目疼鼻干，心烦不眠，咽干耳聋，眼眶痛，舌苔薄黄，脉浮微洪。

柴胡	黄芩	芍药
干葛	甘草	羌活
白芷		桔梗

柴葛解肌汤

者，不宜使用本方，恐其引邪入里；若里热而见阳明腑实（大便秘结不通）者，亦不宜使用。

特效方解析

1.辨证要点　本方是治疗太阳风寒未解、入里化热、初犯阳明或三阳合病的常用方。临床应用以发热重、恶寒轻、头痛眼眶痛、鼻干、脉浮微洪为辨证要点。

2.加减变化　热邪伤津而见口渴者，宜加知母、天花粉以清热生津；无汗而恶寒甚者，可去黄芩，加麻黄增强发散表寒的功效，值夏秋可以紫苏叶代之；恶寒不明显而里热较甚，见发热重、烦躁、舌质偏红者，宜加连翘、金银花并重用石膏以加强清热的功效。

3.现代运用　本方常用于治疗感冒、流行性感冒、急性结膜炎、牙龈炎等属外感风寒、邪郁化热者。

4.使用注意　若太阳表邪未入里

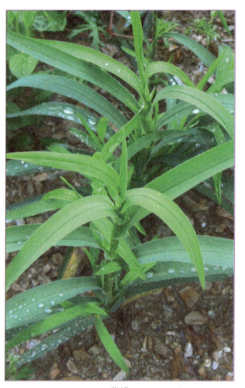

柴胡

第三节
扶正解表

败毒散
《太平惠民和剂局方》

组成 柴胡（去苗）、前胡（去苗，洗）、川芎、枳壳（去瓤，麸炒）、羌活（去苗）、独活（去苗）、茯苓（去皮）、桔梗、人参（去芦）、甘草各9克。

柴胡　　前胡　　川芎

枳壳　　羌活　　独活

茯苓　　桔梗　　人参

甘草

败毒散

用法 上为粗末。每服6克，水一盏，加生姜、薄荷各少许，同煎七分，去滓，不拘时服，寒多则热服，热多则温服。现代用法：作汤剂煎服，用量按原方比例酌减。

功效 散寒祛湿，益气解表。

主治 气虚，外感风寒湿表证。恶寒壮热，头项强痛，肢体酸痛，无汗，鼻塞声重，咳嗽有痰，胸膈痞满，舌淡、苔白，脉浮而按之无力。

特效方解析

1.辨证要点 本方是益气解表的常用方。临床应用以恶寒发热、肢体酸痛、无汗、脉浮按之无力为辨证要点。

2.加减变化 气虚明显者，可重用人参或加黄芪以益气补虚；正气未虚而表寒较甚者，去人参，加防风、荆芥以祛风散寒；咳嗽重者，加白前、杏仁止咳化痰；湿滞肌表经络、肢体酸楚疼痛甚者，可酌加桑枝、威灵仙、秦艽、防己等祛风除湿，通络止痛；痢疾所致之腹痛、便脓血、里急后重甚者，可加木香、白芍以行气和血止痛。

3.现代运用 本方常用于治疗感冒、流行性感冒、风湿性关节炎、支气管炎、痢疾、过敏性皮炎、湿疹等属外感风寒湿邪兼气虚者。

4.使用注意 方中药物多为辛温香燥之品，外感风热及阴虚外感者，均忌用。若时疫、湿温、湿热蕴结肠中而成痢疾，切不可用。

前胡

参苏饮
《太平惠民和剂局方》

组成 人参、紫苏叶、干葛（洗）、半夏（汤洗七次，姜汁制炒）、前胡（去苗）、茯苓（去皮）各6克，枳壳（去瓤，麸炒）、桔梗（去芦）、木香、陈皮（去白）、炙甘草各4克。

用法 上咀。每服12克，水一盏半，姜7片，枣1枚，煎六分，去滓，微热服。不拘时候。现代用法：加生姜7片，大枣1枚，水煎温服。

功效 益气解表，理气化痰。

主治 气虚外感风寒，内有痰湿证。恶寒发热，无汗，头痛，鼻塞，咳嗽痰白，胸脘满闷，倦怠无力，气短懒言，舌苔白，脉弱。

特效方解析

1.辨证要点 本方为治疗气虚外感风寒、内有痰湿证的常用方。临床应用以恶寒发热、无汗头痛、咳痰色白、胸脘满闷、倦怠乏力、舌苔白、脉弱为辨证要点。

2.加减变化 头痛甚者，可加白芷、川芎、藁本以增强解表止痛作用；恶寒发热、无汗等表寒证重者，宜将防风、荆芥易葛根；气滞较轻者，可去木香以减其行气的功效。

3.现代运用 本方常用于感冒、上呼吸道感染等属气虚外感风寒兼有痰湿者。

人参

特效处方大全 彩图版

桂枝加附子汤

《伤寒论》

组成 桂枝（去皮）、芍药、生姜（切）各9克，炙甘草6克，大枣（擘）12枚，附子（炮，去皮，破八片）5克。

| 桂枝 | 芍药 | 生姜 |
| 炙甘草 | 大枣 | 附子 |

桂枝加附子汤

用法 上六味，以水七升，煮取三升，去滓。温服一升。本云：桂枝汤，今加附子，将息如前法。

功效 温补心阳。

主治 心悸，或怔忡，或烦躁，手足不温，汗出，胸闷或胸满，气短，口淡不渴，舌质淡、苔薄白、脉弱。

特效方解析

1.辨证要点 本方以心悸、胸闷、手足不温、舌质淡、苔薄白、脉弱或迟为辨证要点。

2.加减变化 胸闷者，加薤白、

香附以开胸理气；胸痛者，加川芎、郁金以活血行血；营血虚者，加白芍、当归以和营补血；气虚者，加黄芪、人参以益气温阳。

3.现代运用 本方可用于治疗西医临床中的肠胃型感冒、风湿性心脏病、冠心病、心律失常、心绞痛、心肌梗死、室性早搏等。只要符合其主治病变证机，也可加减运用，辅助治疗如溃疡性结肠炎、神经性皮炎等。

4.使用注意 心阴虚证、心热证患者慎用本方。

临床报道

本方由桂枝汤加炮附子组成。附子炮用，温经固表，与生附子偏于回阳救逆不同。故而本方在桂枝汤解肌祛风的基础上，增强了温经扶阳之力，主要适用于太阳中风而兼卫阳不足之证，同时也可用于素体阳虚复感风寒者。

据45例医案的统计结果，辽宁中医学院关庆增氏主编之《伤寒论方证证治准绳》认为，本方的应用指标是：发热、恶风（寒）、汗出不止、手足不温、脉浮缓或沉细无力；或兼见四肢微急，小便难，神疲乏力，面色苍白少华，舌淡、苔薄者。

从传统医学角度而论，本方可治漏汗证、阳虚自汗证、半身多汗症、痹证、痿病、风寒咳喘证、产后乳漏、崩漏等，均以阳气不足、卫阳不固、感受风寒等为其基本病机。

从现代医学角度而言，临床常用以治疗自主神经功能失调、感冒及流行性感冒、风湿性关节炎、类风湿性关节炎等，以及符合其病机者。

芍药

第二章

泻下特效方

图一 大黄饮片

第一节
寒（下）

大承气汤

《伤寒论》

组成 大黄（酒洗）、炙枳实各12克，炙厚朴（去皮）24克，芒硝9克。

大黄　炙枳实　炙厚朴

芒硝

大承气汤

用法 上四味，以水一斗，先煮二物，取五升，去滓，内大黄，更煮取二升，去滓，内芒硝，更上微火一二沸，分温再服。得下，余勿服。现代用法：水煎，先煎厚朴、枳实，后下大黄，芒硝溶服。

功效 峻下热结。

主治 阳明腑实证。大便不通，频转矢气，脘腹痞满，腹痛拒按，按之则硬，甚或潮热谵语，手足溅然汗出，舌苔黄燥起刺，或焦黑燥裂，脉沉实。热结旁流证。下痢清水，色纯青，其气臭秽，脐腹疼痛，按之坚硬有块，口舌干燥，脉滑实。里热实证之热厥、痉病或发狂等。

特效方解析

1.辨证要点 本方为治疗阳明腑实证的基础方，又是寒下法的代表方。临床应用以痞、满、燥、实四症，及舌红苔黄、脉沉实为辨证要点。

2.加减变化 兼阴津不足者，宜加生地黄、玄参等以滋阴润燥；兼气虚者，宜加人参以补气，以防泻下气脱。

3.现代运用 本方常用于急性单纯性肠梗阻、蛔虫性肠梗阻、粘连性肠梗阻、急性胰腺炎、急性胆囊炎、幽门梗阻，以及某些热性病过程中出现高热、惊厥、神昏谵语、发狂而见大便不通、苔黄、脉实者。

4.使用注意 本方为泻下峻剂，凡气虚阴亏、燥结不甚者，以及年老、体弱者均应慎用；孕妇禁用；中病即止，以免耗损正气。

大黄

调胃承气汤

《伤寒论》

组成　大黄（酒洗）、芒硝各12克，炙甘草6克。

用法　上三味，以水三升，煮取一升，去滓，内芒硝，更上火微煮，

调胃承气汤

令沸，少少温服之。

功效　泻热和胃，顺达气机。

主治　腹胀满或疼痛，按之则痛，心烦，蒸蒸发热，或呕吐，舌红、苔黄，脉沉。

特效方解析

1.辨证要点　本方以大便不调、胃脘灼热、舌质红、苔黄厚或燥、脉实为辨证要点。

2.加减变化　腹胀者，加枳实、厚朴以行气消胀；腹痛者，加郁金、白芍以活血缓急止痛；心烦者，加淡竹叶、黄连以清热除烦。

3.现代运用　本方可用于治疗西医临床中的急性或慢性肠胃炎、急性或慢性胰腺炎、急性或慢性胆囊炎、结肠炎、细菌性痢疾、痔疮等，还可辅助治疗糖尿病、乙型脑炎、荨麻疹等。

4.使用注意　脾胃虚弱证、脾胃阴虚证患者慎用本方。

临床报道

消化系统疾病：调胃承气汤虽

为攻下之轻剂，但仍可用于部分急腹症。贵阳医学院以本方加柴胡、龙胆草、败酱草等，非手术治疗急性胰腺炎64例，全部治愈。报道称成氏用本方加莱菔子、木香降气通下，治愈一例因"总攻"胆结石下移而形成的肠梗阻者。服药2次，得快痢3次，排出大型结石（4 cm×5 cm×5 cm）2个，脐周阵痛、腹胀、便秘、呕吐等症状，霍然消失。汪氏等用三承气汤治胆系感染226例，均以痛、吐、热、黄为主症。其中急性胆囊炎35例，慢性胆囊炎急性发作122例，胆管炎21例，急性梗阻性化脓性胆管炎8例，胆囊周围炎4例，胆囊积脓1例，胆囊癌1例，胆道蛔虫34例；合并胆囊结石94例，胆管结石26例，继发性休克5例。以调胃承气汤治疗162例，大承气汤治疗53例，小承气汤治疗11例。结果以治72小时内胁腹满痛缓解者达93.8%，发热消退48.8%，黄疸消退57.1%，便秘解除76.2%，本组病例全部治愈或好转，无死亡。

大黄牡丹汤

《金匮要略》

大黄　桃仁　芒硝
牡丹皮　冬瓜子
大黄牡丹汤

（组成）　大黄12克，桃仁、芒硝各9克，牡丹皮3克，冬瓜子30克。

（用法）　水煎服，芒硝溶服。

（功效）　泻热破瘀，散结消肿。

（主治）　肠痈初起。右下腹疼痛拒按，或右足屈而不伸，伸则痛甚，甚则局部肿痞，或时时发热，自汗恶寒，舌苔薄腻而黄，脉滑数。

特效方解析

1.辨证要点　本方是治疗肠痈初起的常用方剂。临床以右下腹疼痛拒按、右足屈而不伸、舌苔黄腻为辨证要点。

2.加减变化　血瘀较重者，可加没药、乳香、赤芍；热毒重者，可加败酱草、金银花、蒲公英；大便似利不爽，舌质红，脉细数者，为阴伤之象，宜去芒硝以减缓泻下之力，并加生地黄、玄参等养阴清热。

3.现代运用　本方临床多用于急性阑尾炎属实热血瘀者，疗效最佳，也可用于急性盆腔炎、输卵管结扎术后感染等属血分瘀热者。

4.使用注意 原书谓："脉洪数，脓已成，不可下也。"但方后又有"有脓当下，如无脓当下血"之说。临床实践证明，本方对肠痈早期脓未成者，确有消痈散结之功；脓已成者，亦可加减运用。但无论脓未成或脓已成未溃，均应以实证、热证为诊断依据。对于重型急性化脓性或坏疽性阑尾炎、阑尾炎合并腹膜炎、婴儿急性阑尾炎、妊娠阑尾炎合并弥漫性腹膜炎、阑尾寄生虫病，以及老人、孕妇、体质过于虚弱者，均应禁用或慎用。

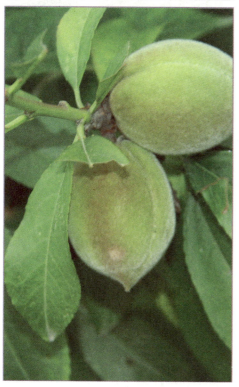

桃

大陷胸汤

《伤寒论》

组成 大黄（去皮）、芒硝各10克，甘遂1克。

用法 上三味，以水六升，先煮大黄，取二升，去滓，内芒硝，煮一二沸，内甘遂末，温服一升。得快痢，止后服。现代用法：水煎，溶芒硝，冲甘遂末服。

大黄　　　芒硝　　　甘遂

大陷胸汤

功效 泻热逐水。

主治 水热互结之结胸证。心下疼痛，拒按，按之硬，或从心下至少腹硬满疼痛，手不可近。伴见短气烦躁，大便秘结，舌上燥而渴，日晡小有潮热，舌红、苔黄腻或兼水滑，脉沉紧或沉迟有力。

特效方解析

1.辨证要点 本方为治疗大结胸证的常用方。临床应用以心下硬满、疼痛拒按、便秘、舌燥、苔黄、脉沉有力为辨证要点。

2.现代运用 本方常用于治疗急性胰腺炎、急性肠梗阻、渗出性胸膜炎、肝脓肿、胆囊炎、胆石症等属于水热互结者。

3.使用注意 凡平素虚弱，或病后不任攻伐者，禁用本方。因本方为泻热逐水峻剂，既要防止利下过度，伤及正气，又要及时攻下，以防留邪为患。能否继续攻下，应视药后快利与否而定。

临床报道

本方古代医家主要用之治疗大结胸证，现代临床运用相对亦较少见，缘其攻逐之性过烈、难于掌握故也。但值得注意的是，在20世纪70年代的中西医结合治疗急腹症研究中，本方得以进行大样本临床实验，从而取得了宝贵的资料。

有报道用大陷胸汤加减化裁治疗各类急性肠梗阻，如重症肠梗阻，一般性肠梗阻，粘连性肠梗阻，麻痹性肠梗阻，小儿蛔虫阻塞性肠梗阻，高位机械性肠梗阻、完全性肠梗阻、单纯性肠梗阻，肠粘连等，症见腹痛拒按、腹胀痞满、尿黄赤、苔黄或燥、舌红、脉洪数等，辨证属热实证者，疗效较好。

第二节
温 下

大黄附子汤
《金匮要略》

组成 附子12克，大黄9克，细辛3克。

附子　　大黄　　细辛
大黄附子汤

用法 水煎服。

功效 温里散寒，通便止痛。

主治 寒积腹痛证。便秘腹痛，胁下偏痛，发热，手足不温，舌苔白腻，脉紧弦。

特效方解析

1.辨证要点 本方为寒积里实而设。以腹痛、大便不通、舌苔白腻、脉紧弦为辨证要点。

2.加减变化 腹部胀满、舌苔厚腻、积滞较重者，可加木香、厚朴以加强行气导滞的作用；腹痛甚者，可加肉桂以温里止痛；体虚较甚者，可加当归、党参以益气养血。

3.现代运用 胆绞痛、慢性痢疾、胆囊术后综合征、尿毒症等属寒积里实者，可予本方加减治之。

4.使用注意 使用时大黄用量一般不超过附子。

细辛

温脾汤

《备急千金要方》

组成 大黄15克，当归、干姜各9克，附子、人参、芒硝、甘草各6克。

用法 上七味，哎咀，以水七升，煮取三升，分服，每日3次。现代用法：水煎服。

功效 攻下冷积，温补脾阳。

大黄　　当归　　干姜

附子　　人参　　芒硝

甘草

温脾汤

主治 阳虚寒积证。腹痛便秘，脐下绞结，绕脐不止，手足不温，舌苔白不渴，脉沉弦而迟。

特效方解析

1.辨证要点 本方为治疗脾阳不足、寒积中阻的常用方。临床应用以腹痛、便秘、手足不温、舌苔白、脉沉弦为辨证要点。

2.加减变化 腹中冷痛者，加吴茱萸、肉桂以增强温中祛寒的功效；腹中胀痛者，加木香、厚朴以行气止痛。

3.现代运用 本方常用于急性单纯性肠梗阻或不全梗阻等属中阳虚寒、冷积内阻者。

当归

干姜

麻子仁丸（脾约丸）

《伤寒论》

组成 麻子仁（火麻仁）、大黄（去皮）各500克，白芍药、枳实（炙）、杏仁（去皮、尖，熬，别作脂）、厚朴（炙，去皮）各250克。

麻子仁　大黄　白芍药

枳实　杏仁　厚朴

麻子仁丸

用法 上六味，蜜和丸，如梧桐子大，饮服十丸，日三服，渐加，以知为度。现代用法：上药为末，炼蜜为丸，每次9克，每日1~2次，温开水送服。亦可按原方用量比例酌减，改汤剂煎服。

功效 润肠泄热，行气通便。

主治 胃肠燥热，脾虚便秘证。大便郁结，小便频数。

特效方解析

1.辨证要点 本方为治疗胃肠燥热、脾津不足之"脾约"证的常用方，又是润下法的代表方。临床应用以大便秘结、小便频数、舌苔微黄少津为辨证要点。

2.加减变化 痔疮出血属胃肠燥热者，可酌加地榆、槐花以凉血止血；痔疮便秘者，可加当归、桃仁以养血和血，润肠通便；燥热伤津较甚者，可加玄参、生地黄、石斛以增液通便。

3.现代运用 本方常用于治疗体虚及习惯性便秘、产后便秘、老人肠燥便秘、痔疮术后便秘等属胃肠燥热者。

4.使用注意 本方虽为润肠缓下之剂，但含有攻下破滞之品，故年老体虚、津亏血少者不宜常服，孕妇慎用。

济川煎

《景岳全书》

组成 当归9~15克，肉苁蓉（酒洗）6~9克，牛膝6克，泽泻4.5克，枳壳3克，升麻1.5~3克。

| 当归 | 肉苁蓉 | 牛膝 |
| 泽泻 | 枳壳 | 升麻 |

济川煎

用法 水一盅半，煎七分，食前服。现代用法：作汤剂，水煎服。

功效 温肾益精，润肠通便。

主治 肾阳虚弱，精津不足证。大便秘结，小便清长，腰膝酸软，头目眩晕，舌淡苔白，脉沉迟。

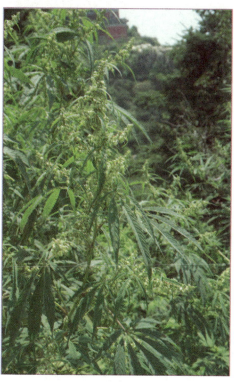

火麻

特效方解析

1.辨证要点 本方为温润通便、治疗肾虚便秘的常用方。临床应用以大便秘结、小便清长、腰膝酸软、舌淡苔白、脉沉迟为辨证要点。

2.加减变化 《景岳全书》方后加减法提出，"如气虚者，但加人参无碍；如有火加黄芩；若肾虚加熟地"；"虚甚者，枳壳不必用"，皆可供临床参考。

3.现代运用 本方常用于治疗老年便秘、习惯性便秘、产后便秘等属于肾虚精亏肠燥者。

4.使用注意 凡热邪伤津及阴虚者忌用。

肉苁蓉

十枣汤

《伤寒论》

组成 芫花（熬）、甘遂、大戟各等份。

| 芫花 | 甘遂 | 大戟 |

十枣汤

用法 三味等份，各另捣为散。以水一升半，先煮大枣肥者十枚，取八合去滓，内药末。强人服一钱匕，羸人服半钱，温服之，平旦服。若下后病不除者，明日更服，加半钱，得快下痢后，糜粥自养。现代用法：上三味等份为末，或装入胶囊，每服0.5～1克，每日1次，以大枣10枚煎汤送服，清晨空腹服。得快下痢后，糜粥自养。

功效 攻遂水饮。

主治 悬饮。咳唾胸胁引痛，心下痞硬胀满，干呕短气，头痛目眩，或胸背掣痛不得息，舌苔滑，脉沉弦。

水肿。一身悉肿，尤以身半以下为重，腹胀喘满，二便不利。

1.辨证要点 本方为泻下逐水的代表方，又是治疗悬饮及阳水实证的常用方。临床应用以咳唾胸胁引痛或水肿腹胀、二便不利、脉沉弦为辨证要点。

2.现代运用 本方常用于治疗肝硬化、渗出性胸膜炎、结核性胸膜炎、慢性肾炎所致的胸水、腹水或全身水肿以及晚期血吸虫病所致的腹水等属于水饮内停里实证者。

3.使用注意 本方作用峻猛，只可暂用，不宜久服。若精神胃纳俱好，而水饮未尽去者，可再投本方；若泻后精神疲乏，食欲减退，则宜暂停攻逐；若患者体虚邪实，又非攻不可者，可用本方与健脾补益剂交替使用，或先攻后补，或先补后攻。使用本方应注意四点：一是三药为散，大枣煎汤送服；二是于清晨空腹服用，从小量开始，以免量大下多伤正，若服后下少，次日加量；三是服药得快利后，宜食糜粥以保养脾胃；四是年老体弱者慎用，孕妇忌服。

芫花

舟车丸

《太平圣惠方》，录自《袖珍方》

组成 黑丑（头末）12克，大黄6克，甘遂（面裹煮）、芫花、大戟（俱醋炒）各3克，青皮（去白）、陈皮（去白）、木香、槟榔各1.5克，轻粉0.3克。

黑丑　　大黄　　甘遂
芫花　　大戟
舟车丸

用法 上为末，水糊丸，如小豆大，空心，温水下，初服五丸，日三服，以快痢为度。现代用法：研末为丸，每服2~3克。每日1次，清晨空腹温开水服下。

功效 逐水，泻热，行气。

主治 水热内壅，气机阻滞证。水肿水胀，口渴，气粗，腹胀而坚，大小便秘，脉沉数有力。

1.辨证要点 本方为治疗水热内壅、阳水实证的常用方。以腹胀而坚、口渴气粗、二便不利、脉沉数有力为辨证要点。

2.现代运用 本方适用于肝硬化腹水、肾炎水肿等证属水热壅实者。

3.使用注意 本方适用于水湿壅盛而正气不虚者。若正气虚弱，不宜单独使用本方。不宜与甘草同用。本方含诸多有毒药物，应注意用量用法，不可多服、久服，中病即止。孕妇慎用。

大戟

第三章

和解特效方

图一 人参饮片

和解少阳

小柴胡汤

《伤寒论》

组 成 柴胡12克，黄芩、半夏、生姜各9克，人参6克，炙甘草5克，大枣（擘）4枚。

柴胡　黄芩　半夏

生姜　人参　炙甘草

大枣

小柴胡汤

用 法 水煎服。

功 效 和解少阳。

主 治 伤寒少阳证。往来寒热，胸

胁苦满，默默不欲饮食，心烦喜呕，口苦，咽干，目眩，舌苔薄白，脉弦。妇人伤寒，热入血室，以及疟疾、黄疸而见少阳证者。

特效方解析

1.辨证要点 本方为和解少阳之主方。临证以往来寒热、胸胁苦满、心烦喜呕、口苦、舌苔白、脉弦为辨证要点；亦用于妇人伤寒、热入血室以及疟疾、黄疸和内伤杂病而见少阳证者。

2.加减变化 口渴者，是热伤津液，去半夏，加天花粉以生津止渴；胸中烦而不呕者，为热聚于胸，去人参、半夏，加瓜蒌以清热理气宽胸；不渴，外有微热者，是表邪仍在，宜去人参，加桂枝以解表；咳者，是素有肺寒留饮，宜去大枣、人参、生姜，加五味子、干姜以温肺止咳；腹中痛者，是肝气乘脾，宜去黄芩，加芍药以柔肝缓急止痛；心下悸、小便不利者，是水气凌心，应去黄芩，加茯苓以淡渗利水。

3.现代运用 本方常用于治疗感冒、流行性感冒、慢性肝炎、肝硬化、疟疾、胸膜炎、胆囊炎、胆结石、急性胰腺炎、胸膜炎、睾丸炎、胆汁反流性胃炎、胃溃疡等见有少阳证者。

4.使用注意 本方柴胡轻清升

散，用量较重，半夏、生姜又偏温燥，故对肝火偏盛、阴虚血少、吐衄及上盛下虚、肝胆偏亢等，均不宜使用。

黄芩

柴胡　生姜　黄芩
芍药　半夏　枳实
大黄　大枣

大柴胡汤

《金匮要略》

组成　柴胡、生姜（切）各15克，黄芩、芍药、半夏（洗）、枳实（炙）各9克，大黄6克，大枣（擘）4枚。

用法　上八味，以水一斗二升，煮取六升，去滓，再煮，温服一升，日三服。现代用法：水煎2次，去滓，再煎，分2次温服。

功效　和解少阳，内泻热结。

主治　少阳阳明合病。往来寒热，胸胁苦满，呕不止，郁郁微烦，心下痞硬，或心下满痛，大便不解或协热下痢，舌苔黄，脉弦数有力。

特效方解析

1.辨证要点　本方为治疗少阳阳明合病的常用方。临床应用以往来寒热、胸胁苦满、心下满痛、呕吐、便秘、苔黄、脉弦数有力为辨证要点。

2.加减变化　胁痛剧烈者，可加延胡索、川楝子以行气活血止痛；兼黄疸者，可加栀子、茵陈以清热利湿退黄；胆结石者，可加海金沙、金钱草、鸡内金、郁金以化石。

赤茯苓、碧玉散（滑石、甘草、青黛，包煎）各9克，半夏、枳壳、陈皮各5克。

用法 水煎服。

功效 清胆利湿，和胃化痰。

主治 少阳湿热证。寒热如疟，寒轻热重，口苦胸闷，吐酸苦水，或呕黄涎而黏，甚则呕呃逆，胸胁胀痛，舌红、苔白腻，脉滑。

半夏

3.现代运用 本方常用于急性胰腺炎、急性胆囊炎、胆石症、胃及十二指肠溃疡等属少阳阳明合病者。

蒿芩清胆汤

《重订通俗伤寒论》

组成 青蒿、黄芩各6克，淡竹茹、

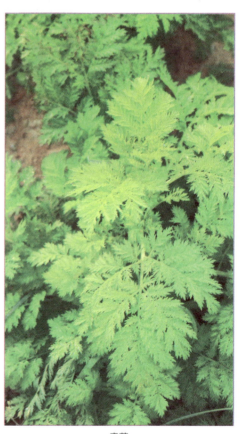

青蒿

特效方解析

1.辨证要点 本方为治少阳湿热痰浊证的常用方剂。以寒热如疟、寒轻热重、胸胁胀闷、吐酸苦水、舌红苔白腻、脉弦滑数为辨证要点。

2.加减变化 湿重者，加薏苡仁、藿香、白蔻仁以化湿浊；呕多者，加紫苏叶、黄连以清热止呕；小便不利者，加泽泻、车前子、通草以利小便。

3.现代运用 肠伤寒、盆腔炎、急性胆囊炎、钩端螺旋体病、胆汁反流性胃炎、急性黄疸性肝炎、肾盂肾炎等属少阳热重、湿热痰浊内阻者，均可用本方加减治疗。

槟榔　　厚朴　　知母

白芍药　　黄芩　　草果仁

甘草

达原饮

达原饮

《温疫论》

组成 槟榔6克，厚朴、知母、白芍药、黄芩各3克，草果仁、甘草各1.5克。

用法 上用水二盅，煎八分，午后温服。现代用法：水煎服。

功效 开达膜原，辟秽化浊。

主治 瘟疫或疟疾，邪伏膜原证。憎寒壮热，或每日三次，或每日一次，发无定时，胸闷呕恶，头痛烦躁，脉弦数，舌边深红，舌苔垢腻，或苔白厚如积粉。

特效方解析

1.辨证要点 本方为治疗瘟疫初起或疟疾、邪伏膜原的常用方。临床应用以憎寒壮热、舌红苔垢腻如积粉为辨证要点。

2.加减变化 兼腰背项痛者，此邪热溢于太阳经，本方加羌活以引经；兼胁痛、耳聋、寒热、呕而口苦者，此邪热溢于少阳经，本方加柴胡以引经；兼目痛、眉棱骨痛、眼眶痛、鼻干不眠者，此邪热溢于阳明经，本方加干葛以引经。

3.现代运用 本方常用于疟疾、流行性感冒、病毒性脑炎属温热疫毒伏于膜原者。

槟榔

四逆散

《伤寒论》

组成 炙甘草、炙枳实（破）、柴胡、白芍药各6克。

炙甘草　　炙枳实　　柴胡

白芍药

四逆散

用法 上四味，捣筛，白饮和服方寸匕，日三服。现代用法：水煎服。

功效 透邪解郁，疏肝理脾。

主治 阳郁厥逆证。手足不温，或腹痛，或泻痢下重，脉弦。肝脾气郁证。胁肋胀闷，脘腹疼痛，脉弦。

1.辨证要点 本方原治阳郁厥逆证,后世多用作疏肝理脾的基础方。

甘草

临床应用以手足不温或胁肋、脘腹疼痛,脉弦为辨证要点。

2.加减变化 悸者,加桂枝以温心阳;小便不利者,加茯苓以利小便;咳者,加干姜、五味子以温肺散寒止咳;有热者,加栀子以清内热;腹中痛者,加炮附子以散里寒;泻痢下重者,加薤白以通阳散结;气郁甚者,加郁金、香附以理气解郁。

3.现代运用 本方常用于治疗胆囊炎、慢性肝炎、胆石症、胆道蛔虫症、肋间神经痛、胃炎、胃溃疡、胃肠神经官能症、附件炎、输卵管阻塞、急性乳腺炎等属肝胆气郁、肝脾(或胆胃)不和者。

逍遥散

《太平惠民和剂局方》

组成 柴胡(去苗)、当归(去苗,锉,微炒)、白芍药、白术、茯苓(去皮白者)各9克,炙甘草4.5克。

柴胡　　当归　　白芍药
白术　　茯苓　　炙甘草
逍遥散

用法 上药共为细末，每服6～12克，用生姜、薄荷少许煎汤冲服，每日3次；若作汤剂，用量按原方比例酌减。

功效 疏肝解郁，养血健脾。

主治 肝郁血虚脾弱证。两胁作痛，头痛目眩，口燥咽干，神疲食少，或寒热往来，或月经不调，乳房作胀，脉弦而虚。

特效方解析

1.辨证要点 本方为治疗肝郁血虚证的常用方剂。以两胁作痛、神疲食少、舌淡红、脉弦而虚为辨证要点。

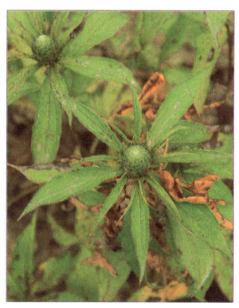

白术

2.加减变化 血虚甚者，加熟地黄以养血；肝郁气滞较甚者，加郁金、香附、陈皮以疏肝解郁；肝郁化火者，加栀子、牡丹皮以清热凉血。

3.现代运用 本方常用于治疗慢性胃炎、慢性肝炎、经前期紧张症、更年期综合征、胃肠神经官能症、盆腔炎等属肝郁血虚、脾失健运者。

当归芍药散

《金匮要略》

组成 当归9克，芍药48克，川芎、泽泻各24克，茯苓、白术各12克。

用法 上六味，杵为散，取方寸匕，酒服。日三服。

功效 养肝调脾，调理气血。

主治 脘腹疼痛，或小腹疼痛，或腹中急痛，或绵绵作痛，胁肋胀痛，饮食不佳，大便不调，头目眩晕，情志不畅，四肢困乏，舌淡、苔薄白，脉沉弦。

特效方解析

1.辨证要点 本方以胸胁脘腹疼痛或胀满、少气乏力、舌质淡、舌苔薄白、脉细或弦为辨证要点。

2.加减变化 气郁不食者，加麦

特效处方大全 彩图版

芽、香附以行气消食；气郁胁胀者，加枳实、柴胡以疏肝理气；气郁发热者，加川芎、栀子以清热行气理血。

3.现代运用 本方可用于治疗西医临床中的慢性胃炎、慢性肝炎、胆结石、慢性胆囊炎等，还可辅助治疗脉管炎、冠心病心绞痛、淋巴结核、痈疽疔毒、习惯性流产、妊娠腹痛等。

4.使用注意 痰热证、湿热蕴结证、瘀血证患者慎用本方。

临床报道

纠正胎位：用当归芍药散纠正妊娠7个月以上胎位不正者100例，复查87例，胎位转正者78例，未转正者9例。对63例（其余尚未分娩）追踪观察结果，分娩时头位56例，足位3例，臀位2例，横位2例。说明对妊娠7个月以上胎位异常者，本方能促进胎位转为正常。但在分娩时，发现少数产妇又转为异常胎位，提示胎位还会反复变动。

痛泻要方
《丹溪心法》

组成 白术（炒）90克，白芍药（炒）60克，陈皮（炒）45克，防风

白术　白芍药　陈皮

防风

痛泻要方

30克。

用法 上细切，分作八服，水煎或丸服。现代用法：作汤剂，水煎服，用量按原方比例酌减。

功效 补脾柔肝，祛湿止泻。

主治 痛泻证。肠鸣腹痛，大便泄泻，泻必腹痛，泻后痛减，反复发作，舌苔薄白，脉两关不调、弦而缓。

特效方解析

1.辨证要点 本方系治疗痛泻的常用方剂。以腹痛泄泻、泻则痛减、反复发作、脉弦而缓为辨证要点。

2.加减变化 舌苔黄腻者，加黄连以清热；久泻者，加升麻，升清阳以止泻。

3.现代运用 本方常用于治疗过敏性结肠炎、急性肠炎、慢性结肠

炎、神经性腹泻、小儿消化不良腹泻等属肝旺脾虚者。

陈皮

麻黄升麻汤

《伤寒论》

麻黄　升麻　当归

知母　黄芩　葳蕤

白芍药　天冬　桂枝

茯苓　炙甘草　石膏

白术　干姜

麻黄升麻汤

组成　麻黄（去节）7.5克，升麻、当归各3.7克，知母、黄芩、葳蕤各2.2克，白芍药、天冬（去心）、桂枝（去皮）、茯苓、炙甘草、石膏（碎，绵裹）、白术、干姜各0.8克。

用法　上十四味，以水一斗，先煮麻黄一二沸，去上沫。内诸药，煮取三稠去滓。分温三服。相去如炊三斗米顷，令尽，汗出愈。

功效　发越肝阳，温暖脾阳。

主治　脾寒阳虚证兼手足厥逆，咽喉不利，唾脓血，泻痢不止，或口干、口渴，四肢困乏，寸脉沉迟，尺脉不至。

特效方解析

1.辨证要点　本方以下痢、手足不温、咽干、舌质淡或偏红、舌苔薄白或黄白相兼、脉沉迟为辨证要点。

2.加减变化　唾脓血明显者，加

小蓟、白茅根以清热凉血止血；口苦者，加黄檗、黄连以清热泻火。

3.现代运用 本方可用于治疗西医临床中的慢性胃炎、慢性肝炎、慢性结肠炎、溃疡性结肠炎等，还可辅助治疗肺脓疡、支气管炎、绝经期综合征等。

4.使用注意 瘀血证、痰湿证患者慎用本方。

临床报道

本方药味多，剂量小，寒热并用，攻补兼施，而重在宣发郁阳，扶正达邪。现代医家在临床上应用本方的报道虽不多，但仍有典型案例可供参考。

芍药甘草汤
《伤寒论》

组成 白芍药、炙甘草各12克。

用法 上二味，以水三升，煮取一升五合，去滓，分温再服。

功效 益气，养血，舒筋。

主治 筋脉拘急，肌肉疼痛或跳动，筋脉或关节屈伸不利，或关节活动疼痛，两目干涩，手足心热，或倦怠乏力，舌红，脉细弱。

特效方解析

1.辨证要点 本方以筋脉拘急或肌肉疼痛，或胃脘隐痛、舌质红、舌苔薄、脉细为辨证要点。

2.加减变化 脘腹疼痛者，加延胡索、石斛、川楝子以益阴行气活血；大便干者，加玄参、生地黄以滋阴通便；阴虚者，加石斛、麦冬以滋补阴津。

3.现代运用 本方可用于治疗西医临床中的胃痉挛、胃及十二指肠溃疡、萎缩性胃炎、慢性肝炎、过敏性肠炎、胆石症等。只要符合其主治病变证机，也可加减运用，辅助治疗如腓肠肌痉挛、颜面抽搐痉挛、脑卒中后肢体痉挛、血栓闭塞性脉管炎、腰扭伤、急性乳腺炎、慢性盆腔炎、急性附件炎等。

4.使用注意 湿热肆虐证患者慎用本方。

临床报道

本方在临床实践中运用范围甚广，涉及神经、呼吸、消化、运动、泌尿生殖等各大系统的多种疾病，且疗效确切。据205例古今临床医案统计分析，有中医诊断者82例，含35个病名，有很多以症状代替病名，如痛证中就有足跟痛、胁痛、腰痛、头痛、下肢疼痛、上肢痛、牙痛、腹痛、胃脘痛、痛经、妊娠腹痛等11个病名。有西医诊断者108例，含58个病名，涉及内、外、妇、儿、皮肤、五官等各科疾病。多见疾病为：腓肠肌痉挛、不宁腿综合征、坐骨神经痛、流行性出血热后期下肢痉挛、急性胃痉挛、贲门痉挛、膈肌痉挛、胆绞痛、肾绞痛、尿道痉挛、消化性溃疡、乙状结肠痉挛、神经性血管痉挛、风湿性舞蹈病、癔症性抽搐等。这些疾病的共同特点为骨骼肌、平滑肌抽搐或痉挛。从统计分析看，凡临床见有疼痛、痉挛，舌象为舌红或淡、苔薄白，脉弦、细、数或三脉相兼者，均可用本方治疗。

芍药甘草附子汤

《伤寒论》

组成 白芍药、炙甘草各9克，附子（炮，去皮，破八片）5克。

用法 上三味，以水五升，煮取一升五合，去滓。分温三服。

功效 扶阳益阴。

主治 两胫拘急，或四肢关节筋脉僵硬，或手足麻木胀痛，指甲不荣，或胁痛，或目涩，恶寒，舌红，舌苔薄，脉细。

白芍药　　炙甘草　　附子

芍药甘草附子汤

特效方解析

1.辨证要点 本方以两胫拘急、手足麻木或疼痛、指甲不荣、舌质红、舌苔薄、脉细为辨证要点。

2.加减变化 脘腹疼痛者，加川楝子、延胡索、桂枝以温阳行气活血；大便干者，加玄参、生地黄以滋阴通便等；阴血虚者，加石斛、麦冬、当归以滋补阴津。

3.现代运用 本方可用于治疗西医临床中的胃及十二指肠溃疡、萎缩性胃炎、胃扭转、胃痉挛、慢性肝炎、过敏性肠炎、肠粘连、急性水肿性胰腺炎、胆石症等。只要符合其主治病变证机，也可加减运用，辅助治疗如不宁腿综合征、颜面抽搐痉挛、腓肠肌痉挛、脑卒中后肢体痉挛、血小板减少性或过敏性紫癜关节损伤、骨质增生、急性乳腺炎、慢性盆腔炎、急性附件炎、荨麻疹、类风湿关节炎等。

4.使用注意 瘀血证患者应该慎用本方。

特效处方大全　彩图版

本方阴阳双补，实际是治疗芍药甘草汤证而兼阳虚证象者的首选方。有关本方的现代临床运用报道甚少。

在医案统计分析基础上，结合《伤寒论》原文，有研究者认为本方主要适用于阴阳两虚证。以阴液不足又兼表阳虚、微恶风寒为特点。由于本汤证往往是其他病证或兼有之证，或误治之证，或病证后期的表现，所以，单方运用本方的病案极少。仅有的几份病案记载，有中医病名记载的，如风湿痹证；有西医病名记载的，如肩关节周围炎、腓肠肌痉挛、哮喘病等。

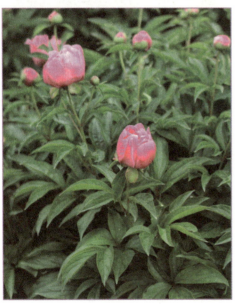

芍药

第三节
调和肠胃

半夏泻心汤

《伤寒论》

组成 半夏（洗）12克，黄芩、干姜、人参、炙甘草各9克，黄连3克，大枣（擘）4枚。

半夏　黄芩　干姜

人参　炙甘草　黄连

大枣

半夏泻心汤

用法 上七味，以水一斗，煮取六升，去滓，再煎，取三升，温服一升，日三服。现代用法：水煎服。

功效　寒热平调，消痞散结。

主治　寒热错杂所致之痞证。心下痞，但满而不痛，或呕吐，肠鸣下痢，舌苔腻而微黄。

 特效方解析

1.辨证要点　本方为治疗中气虚弱、寒热错杂、升降失常而致肠胃不和的常用方，又是体现调和寒热、辛开苦降治法的代表方。临床应用以心下痞满、呕吐泻痢、舌苔腻微黄为辨证要点。

2.加减变化　湿热蕴积中焦、呕甚而痞、中气不虚或舌苔厚腻者，可去人参、大枣、甘草、干姜，加生姜、枳实以下气消痞止呕。

3.现代运用　本方常用于治疗急慢性胃肠炎、慢性结肠炎、慢性肝炎、早期肝硬化等属中气虚弱、寒热互结者。

4.使用注意　本方主治虚实互见之证，若是因气滞或食积所致的心下痞满，不宜使用。

临床报道

罗强等以半夏泻心汤为主辨证治疗慢性胃炎45例，其中男性病例23例，女性病例22例，水煎服，每日1剂，早、晚分服，10～15天为1个疗程。结果：痊愈30例，好转13例，无效2例。治愈率为66.7%，总有效率为95.6%。其中1周内见效者13例，疗程最短者10天，最长者34天。［罗强等.半夏泻心汤治疗慢性胃炎45例［J］.陕西中医学院学报，2016，24（2）：23.］

大黄黄连泻心汤

《伤寒论》

组成　大黄6克，黄连3克。

用法　上二味，以麻沸汤二升，渍之，须臾，绞去滓。分温再服。

功效　泻热，消痞，和胃。

主治　心下痞满，按之濡软，或胃脘满痛以满为主，或胸脘腹疼痛，舌红、苔黄，脉数。

 特效方解析

1.辨证要点　本方以心下痞满、按之濡软、口干或口苦、舌质红、舌苔黄、脉数为辨证要点。

2.加减变化　咳嗽者，加石膏、麻黄以清宣肺热；出血者，加棕榈、茜草以收敛止血；胃胀者，加厚朴、枳实以行气消胀；大便干结者，加芒硝、大黄以泻热通下。

3.现代运用　本方可用于治疗西医临床中的急慢性肠胃炎、急性胆囊炎、上消化道出血等。只要符合其主治病变证机，也可加减运用，辅助治疗如高脂血症、肺结核出血、脑血栓形成、血管硬化、精神分裂症、三叉神经痛等。

4.使用注意 脾胃虚寒证、阳虚证患者慎用本方。

本方为古今医家所喜用，配伍精当，疗效显著，临床运用相当广泛。古代医家常用之治疗各种血证、三焦积热、噤口痢、痈疽疮疡、诸般痔疾等属实热者。

现代临床上，本方广泛用于治疗急慢性胃肠炎、上消化道出血、肺出血、结膜炎、巩膜炎、小儿急性口疮、急性扁桃体炎、痢疾、肝性血卟啉病、癫痫、癔病、高血压、脑血管意外、子宫出血、多种皮肤感染性疾病、眼病等。据临床报道，用本方治疗各类急性肺出血105例，服药4天内止血者97例，占92.38%。研究者认为，运用本方治疗肺出血应注意：①药量宜轻（大黄6克，黄芩3克，黄连2克），盖肺为娇脏，不任攻逐是也；②武火急煎，则气味俱薄，使邪去而正不伤，故体虚者也可酌用。

本方主治因心中阴气不足，阳气独盛，逼血妄行而吐血、衄血者，疗效显著。但必须辨明病机为"气盛火旺"，表现为起病急暴、突然发作、来势凶猛、血出如喷、量多色鲜。如病来缓慢、血出势缓而量少、色不鲜红而暗者，禁用本方。

古今医案91例统计资料显示，有中医诊断者48例，证属心胃火炽，实热内蕴。含中医病名25个：头痛、头汗、白喉、麻疹、狂证、大笑不止、失眠、热痹、痞证、哮喘、腹泻、胃脘痛、失精、口舌生疮、鹅口疮毒、衄血、咯血、吐血、血汗、目衄、瘀血贯睛、胬肉、天行赤眼、凝脂翳、湿毒疡。有西医诊断者34例，含24个病种：白喉、高血压、血卟啉病、支气管扩张合并感染、肺结核、急性溃疡性口腔炎、上消化道出血、失血性休克、胆道出血、口腔溃疡、急性胃炎、慢性胃炎、消化性溃疡胃肠炎、动脉硬化、急性咽炎、化脓性腮腺炎、三叉神经痛、面瘫、急性结膜炎、胬肉攀睛、角膜溃疡、眼外伤、外伤性前房积血。

竹皮大丸
《金匮要略》

组成 生竹茹、石膏各6克，桂枝、白薇各3克，甘草21克。

用法 上五味，末之，枣肉和丸如弹子大，以饮服一丸，日三夜二服。

生竹茹　石膏　桂枝
白薇　甘草
竹皮大丸

有热者倍白薇，烦喘者加柏子仁（柏实）一分。

功效 清热和胃，补虚通阳。

主治 恶心，呕吐，心烦，四肢倦怠，乏力，或口干，或大便干，或小便赤，舌红少津，脉虚数。

特效方解析

1.**辨证要点** 本方以恶心、呕吐或脘腹不适、气短乏力、舌红少津、脉虚数为辨证要点。

2.**加减变化** 心烦、气喘者，加柏子仁（柏实）以除烦平喘；胃中热盛者，加大白薇用量以清泻胃热；气逆明显者，加半夏、生姜以降逆和胃；气虚者，加人参、白术以补益脾胃。

3.**现代运用** 本方可用于治疗西医临床中的妊娠中毒症、妊娠呕吐、病毒性肝炎、急性胃炎、反流性食管

炎、消化性溃疡等，还可辅助治疗膀胱炎、胰腺炎、肾病综合征、流行性感冒等。

4.**使用注意** 脾胃寒证患者慎用本方。

栀子干姜汤
《伤寒论》

组成 栀子（擘）14克，干姜6克。

用法 上二味，以水三升半，煮取一升半，去滓。分二服，温进一服。得吐者，止后服。

功效 清上温下，调和脾胃。

主治 胃脘灼热或呕吐，心烦，口干，或身热，腹部畏寒，大便溏，舌淡或红，脉数或沉。

特效方解析

1.**辨证要点** 本方以胃脘灼热、心烦、腹部畏寒、舌质淡或红、脉数或沉为辨证要点。

2.**加减变化** 胃热明显者，加石膏、黄连以清泻胃热；脾寒明显者，加桂枝、干姜以温脾散寒；呕吐者，加陈皮、半夏、竹茹以降逆止呕。

3.**现代运用** 本方可用于治疗西医临床中的急（慢）性肠胃炎、食

管炎、胆囊炎、慢性痢疾、胆石症急性发作、胆道蛔虫病感染等，还可用于治疗肋间神经痛、心肌炎、心肌缺血等。

4.使用注意 脾胃阴虚证应该慎用本方。

干姜黄连黄芩人参汤

《伤寒论》

《伤寒论》

组成 干姜、黄连、黄芩、人参各9克。

干姜　黄连　黄芩

人参

干姜黄连黄芩人参汤

用法 上四味，以水六升，煮取二升，去滓。分温再服。

功效 苦寒清热，甘温益阳。

主治 呕吐，食入口即吐，胃脘灼热，口苦，口干，大便溏或下痢或泻下不消化食物，舌红、苔黄或腻，脉数或紧。

特效方解析

1.辨证要点 本方以呕吐或食入口即吐、胃脘灼热、口苦、口干、大便溏或下痢、舌红、苔黄或腻为辨证要点。

2.加减变化 胃热明显者，加黄芩、黄连以清泻胃热；脾寒明显者，加桂枝、附子以温壮阳气散寒；气虚明显者，加山药、白术以益气健脾；呕吐者，加陈皮、半夏、竹茹以降逆止呕。

3.现代运用 本方可用于治疗西医临床中的急慢性胃炎、慢性结肠炎、食管炎、慢性肝炎、慢性胆囊炎等，还可辅助治疗心肌炎、心肌缺血、肋间神经痛、慢性肾炎等。

4.使用注意 脾胃阴虚证患者慎用本方。

升阳散火汤

《内伤外辨》

组成 生甘草6克，防风7.5克，炙甘草9克，升麻、葛根、独活、白芍药、羌活、人参各15克，柴胡24克。

生甘草　　防风　　炙甘草
升麻　　葛根　　独活
白芍药　　羌活　　人参
柴胡

升阳散火汤

用法　上药研为粗末，每服15克，水煎服。也可作汤剂，水煎。用量按原方比例酌情增减。

功效　升阳散火解郁，益气，和中祛风。

主治　脾胃虚弱，过食生冷，抑遏阳气，火郁脾土而致发热倦怠，骨蒸劳热，扪之烙手，胁肋胀闷，脘腹疼痛，大便溏泄，中气下陷，内脏下垂，少气懒言，纳食减少，头痛恶寒，肢体酸重疼痛等。

特效方解析

1.辨证要点　本方以发热倦怠、胁肋胀闷、脘腹疼痛、泄泻、肢体酸重疼痛为辨证要点。

2.加减变化　胃脘痛者，加木香、延胡索、香附、砂仁；恶心呕吐者，加竹茹、半夏、生姜、陈皮；功能性发热兼有暑湿者，加鲜荷叶、淡竹叶、清水豆卷、藿香；疰夏兼湿阻纳呆者，加厚朴、苍术、谷芽、陈皮、麦芽。

3.现代运用　本方常用于治疗功能性发热、风湿痹痛、上呼吸道感染、慢性腹泻等。

4.使用注意　凡属脾胃阴虚、胃火上炎者，均非本方所宜；脾胃虚寒者，也不可用本方。服药期间，忌寒凉之物及冷水月余。

第四章

清热特效方

图一 麦冬饮片

第一节

清气分热

白虎汤

《伤寒论》

组成 石膏（碎）50克，知母18克，粳米9克，炙甘草6克。

石膏　知母　粳米

炙甘草

白虎汤

用法 上四味，以水一斗，煮米熟汤成，去滓，温服一升，日三服。

功效 清热生津。

主治 气分热盛证。壮热面赤，烦渴引饮，汗出恶热，脉洪大有力。

特效方解析

1.辨证要点 本方为治阳明气分热盛证的基础方。临床应用以身大热、汗大出、口大渴、脉洪大为辨证要点。

2.加减变化 兼阳明腑实，见大便秘结、神昏谵语、小便赤涩者，加芒硝、大黄以泻热攻积；气血两燔，引动肝风，见神昏谵语、抽搐者，加水牛角、羚羊角以凉肝息风；消渴病而见烦渴引饮，属胃热者，可加天花粉、芦根、麦冬等以增强清热生津的功效。

3.现代运用 本方常用于治疗感染性疾病，如大叶性肺炎、流行性乙型脑炎、流行性出血热、牙龈炎以及小儿夏季热、糖尿病、风湿性关节炎等属气分热盛者。

4.使用注意 表证未解的无汗发热、口不渴者，脉见浮细或沉者，血虚发热、脉洪不胜重按者，真寒假热的阴盛格阳证患者等均不可误用。

临床报道

王氏用白虎汤加味治疗小儿夏季热200例。其中男性病例83例，女性病例117例；体温37.5～38.9℃者152例，39℃以上者48例；小儿不足1岁者63例，1岁者89例，2岁者48例；合并有肠炎、支气管炎等感染者75例，无并发症者125例。方药组成：生石膏50克，知母5克，地骨皮15克，柴胡8克，薄荷、青蒿各10克，甘草6克，鲜荷叶1片。每日1剂，煎药代茶频服。结果：服药3天内退热者126例，5天后退热者65例，无效9例。（王占魁等.白虎汤加味治疗小儿夏季热200例[J].新中医，2015，（7）：51.）

竹叶石膏汤

《伤寒论》

组成 淡竹叶、人参、炙甘草各6克，石膏50克，半夏（洗）9克，麦冬（去心）20克，粳米10克。

淡竹叶　人参　炙甘草

石膏　半夏　麦冬

粳米

竹叶石膏汤

用法 上七味，以水一斗，煮取六升，去滓，内粳米，煮米熟，汤成去米，温服一升，日三服。

功效 清热生津，益气和胃。

主治 伤寒、温病、暑病余热未清，气津两伤证。身热多汗，心胸烦闷，气逆欲呕，口干喜饮，或虚烦不寐，舌红、苔少，脉虚数。

特效方解析

1.辨证要点 本方为治疗热病后期、余热未清、气阴耗伤的常用方。临床应用以身热多汗、气逆欲呕、烦渴喜饮、舌红少津、脉虚数为辨证要点。

2.加减变化 胃火炽盛、消谷善饥、舌红脉数者，可加天花粉、知母以增强清热生津的功效；胃阴不足、胃火上逆、口舌糜烂、舌红而干者，可加天花粉、石斛等以清热养阴生津；气分热犹盛者，可加黄连、知母以增强清热的功效。

3.现代运用 本方常用于流脑后期、夏季热、中暑等属余热未清、气津两伤者。糖尿病的干渴多饮属胃热阴伤者，亦可应用。

4.使用注意 本方清凉质润，如内有痰湿或阳虚发热，均应忌用。

郭氏用竹叶石膏汤治疗小儿传染性单核细胞增多症属气阴两虚型的临床疗效。每日1剂，水煎分2~3次服，幼儿频频喂服或分少量多次喂服，15日为1个疗程。均常规用西药对症、支持处理，发热期用物理降温、药物处理，随证加减。疗效标准如下。显效：临床症状消失，咽部红肿及肿大的肝、脾、淋巴结均明显缩小，但未完全恢复正常，异型淋巴细胞降至10%以下；有效：临床症状消失，肿大的肝、脾、淋巴结均明显缩小，但未完全恢复正常，异型淋巴细胞较治疗前减少，但未降至10%以下；无效：临床症状、体征及异型淋巴细胞均未见明显好转。结果：本组21例，显效12例，有效9例，总有效率达100%。结论：竹叶石膏汤辨证论治本病疗效满意。（郭萍等.中医辨证分型为主治疗小儿传染性单核细胞增多症21例[J].安徽中医临床杂志，2017，12（2）：143.）

栀子豉汤

《伤寒论》

组成　栀子（擘）14克，淡豆豉（绵裹）10克。

用法　上二味，以水四升，先煮栀

| 栀子 | 淡豆豉 |

栀子豉汤

子得二升半，内豉，煮取一升半，去滓。分二服，温进一服。得吐者，止后服。

功效　清宣郁热。

主治　心烦，心中懊憹，卧起不安，或胸中窒，或胸中结痛、舌红，苔黄，脉数。

特效方解析

1.辨证要点　本方以心烦或心中懊憹、口苦、舌质红、舌苔薄黄、脉数为辨证要点。

2.加减变化　口渴者，加知母、石膏以清热生津；热扰胃气上逆者，加生姜以和胃降逆；邪热伤气者，加甘草以益气；心烦者，加淡竹叶、黄连以清热除烦。

3.现代运用　本方可用于治疗西医临床中的急性胃炎、食管炎、胆囊炎等。只要符合其主治病变证机，也可加减运用，辅助治疗如心肌炎、脉管炎、过敏性紫癜等。

4.使用注意　胃寒证、瘀血证、

痰湿证患者慎用本方。

本方组成精练，后世应用多在此基础上加味变化。如外感热病、表邪未清者，加大力子、薄荷；里热盛者，可加连翘、黄芩等；内热咽痛、鼻衄者，可加金银花、白茅根等；湿重而伴胸闷呕恶者，可加厚朴、枳壳、茯苓等；秋燥咳嗽者，可加桑皮、杏仁、北沙参、贝母等。据临床实践，泄热除烦，栀子以生用为妥，炒用反会减低效应。若用于止血，传统上多炒黑用。

据67例古今医案统计分析，本证发病的主要病因为感受外邪、情志所伤和饮食劳倦三方面；病机为热扰胸膈、心神不宁；病变部位主要在胸膈，其次在心肺；主要诊断见症为心烦、失眠、发热、纳呆、尿黄、舌质红、舌苔薄黄或黄腻，脉数、滑、弦、浮。参考指标为胸中痞闷、心中结痛、腹满、呕吐。具体运用辅以健脾开胃、疏肝理气之品，均采用汤剂口服，每日1剂，分2次口服，少者1剂，多者达30余剂，一般1～5剂痊愈；服药后有汗出热解、烦止咳平、便畅胀减，甚至呕吐的记载；该病男女老少皆可发，以青壮年为多，四季皆可发，以春季为最。目前多用于治疗神经系统疾病，如神经官能症、自主神经功能紊乱，其次为循环、呼吸、泌尿、消化系统及妇科疾病，如心肌炎、心包炎、肺炎、食道炎、慢性胃炎、慢性肾炎、膀胱炎及功能失调性子宫出血等合本证病机者。

有研究者认为，本方的功效可用"清宣湿热"概括，除用于治疗虚烦不眠有卓效外，尚可用于湿温、黄疸、出血诸证。

另有研究者分析该方：栀子苦寒而色赤，苦味入心，色赤应心，寒能清热，故为清心之良药；豆豉经黑豆发酵而成，其形似肾，色黑应肾，其味香窜，香能发散，其气升浮，故可鼓动肾水上达以济心阴，使心阳不亢，又能宣散心经郁热，使心火透达于外。总之，该方具有清心散郁、透热外达、交泰天地之功。而许多精神失常疾患多有心经郁热、水火不济的病理机转，故常以该方为基础，加化痰、安神或通腑导下药物，治疗精神失常效果颇令人满意。

栀子甘草豉汤

《伤寒论》

组成 栀子（擘）14克，淡豆豉（绵裹）10克，炙甘草6克。

用法 上三味，以水四升，先煮栀子、甘草得二升半，内豉，煮取一升半，去滓。分二服，温进一服。得吐者，止后服。

功效 清宣郁热，和中益气。

主治 伴有少气乏力者，或阳明热郁证伴有少气乏力者。

懊恼、少气者。

特效方解析

1.辨证要点 本方以心烦或心中懊恼、少气乏力、口苦、舌质红、舌苔薄黄、脉数为辨证要点。

2.加减变化 咽喉不利者，加牛蒡子、薄荷以清利咽喉；气虚甚者，加白术、人参以益气补虚；郁热明显者，加黄芩、柴胡以清透郁热。

3.现代运用 本方可用于治疗西医临床中的急性胃炎、食管炎、胆囊炎等。只要符合其主治病变证机，也可加减运用，辅助治疗如咽炎、腮腺炎、扁桃体炎、牙龈出血等。

4.使用注意 胃寒证、瘀血证、痰湿证患者慎用本方。

临床报道

本方为栀子豉汤加甘草而成。具有镇静、解热、消炎、利胆、止血及利尿等效用，适用于黄疸性肝炎、急性胆囊炎、急性菌痢、急性尿路感染、神经衰弱症候群、高血压病、急性胃炎、食道炎以及虚烦不眠、心中

栀子生姜豉汤
《伤寒论》

组成 栀子（擘）14克，淡豆豉（绵裹）10克，生姜15克。

栀子　　　淡豆豉　　　生姜
栀子生姜豉汤

用法 上三味，以水四升，先煮栀子、生姜得二升半，内豉，煮取一升半，去滓。分二服，温进一服。得吐者，止后服。

功效 清宣郁热，降逆和胃。

主治 伴有胃气上逆者或阳明热郁证伴胃气上逆者。

特效方解析

1.辨证要点 本方以心烦或心中懊恼、恶心呕吐、口苦、舌苔薄黄、脉数为辨证要点。

2.加减变化 胃痛者，加白芍、黄连以清热缓急止痛；呕吐甚者，加陈皮、竹茹以降逆止呕；郁热明显

特效处方大全　彩图版

者，加黄芩、柴胡以清透郁热。

3.现代运用 本方可用于治疗西医临床中的急性胃炎、食管炎、胆囊炎等。只要符合其主治病变证机，也可加减运用，辅助治疗如咽炎、腮腺炎、扁桃体炎、牙龈出血等。

4.使用注意 胃寒证、瘀血证、痰湿证患者慎用本方。

根据4例古今医案的统计分析，有研究者认为该方主要的诊断指标为：呕吐、心烦、胸满、不寐、神疲乏力、舌苔黄。本方可用于外感及内伤不同病证的治疗。

栀子厚朴汤

《伤寒论》

组成 栀子（擘）14克，厚朴（炙，去皮）12克，枳实（水浸，炙令黄）4克。

用法 上三味，以水三升半，煮取一升半，去滓。分二服，温进一服。得吐者，止后服。

功效 清热除烦，宽胸消满。

主治 心烦，脘腹胀满或胸闷，卧起不安，或食欲缺乏，或呕吐，舌红、苔黄，脉数。

1.辨证要点 本方以心烦或脘腹胀满、口渴、舌质红、舌苔薄黄、脉数为辨证要点。

2.加减变化 口苦者，加黄芩以清泻郁热；大便干者，加大黄以泻热通便；心烦明显者，加淡竹叶、知母以清心除烦。

3.现代运用 本方可用于治疗西医临床中的食管炎、急性胃炎、慢性胰腺炎、急慢性胆囊炎等。只要符合其主治病变证机，也可加减运用，辅助治疗如心肌炎、肋间神经炎、心律失常、神经性头痛等。

4.使用注意 脾胃虚寒证、脾胃气虚证患者慎用本方。

栀子	厚朴	枳实

栀子厚朴汤

第二节

清营凉血

清营汤

《温病条辨》

组成 犀角（水牛角代）2克，淡竹叶心3克，黄连5克，连翘、丹参各6克，麦冬、玄参、金银花各9克，生地黄15克。

用法 水煎服，犀角磨汁冲服。

功效 清营解毒，透热养阴。

主治 热入营分证。身热夜甚，神烦少寐，时有谵语，目常喜开或喜闭，口渴或不渴，斑疹隐隐，舌绛而干，脉数。

特效方解析

1.辨证要点 本方为治疗温热病邪传入营分的代表方剂。以身热夜甚、时有谵语、斑疹隐隐、舌绛而干、脉数为辨证要点。

2.加减变化 寸脉大、舌干较甚者，可去黄连，以免苦燥伤阴；兼热痰者，可加天竺黄、竹沥、川贝母之属，清热涤痰；热陷心包而窍闭神昏者，可与安宫牛黄丸或至宝丹合用，清心开窍；营热动风而见痉厥抽搐者，可配用紫雪，或酌加钩藤、羚羊角、地龙，息风止痉；营热多系由气分传入，如气分热邪犹盛者，可重用连翘、金银花、黄连，或加知母、石膏，及板蓝根、大青叶、贯众之属，增强清热解毒的功效。

3.现代运用 本方常用于乙型脑炎、流行性出血热、流行性脑脊锈膜炎、斑疹伤寒、败血症、肠伤寒等证属营分热者。

4.使用注意 方中犀角现已禁用，临床可用水牛角代替，但药量宜重，每剂须30克以上。本方使用时须注意舌诊，舌绛苔白滑者，此为湿遏热伏之象，不可误投本方。

临床报道

屠庆祝等用清营汤加减治疗肾小球性血尿23例。每日1剂，水煎服，用20～30剂后，改用水丸，每日10～15克，分2次口服，3个月为1个疗程。有并发症如感染、高血压者，加用抗感染、降压药物，禁用肾毒性药物。疗效标准：显效为尿沉渣镜检正常，症状体征消失；有效为尿沉渣镜检基本正常，但随访期间因感冒等诱因血尿曾再次出现，或治疗后镜下红细胞计数较前减少50%以上；无效为尿沉渣镜检改善不明显，或出现肾功能受损，或随访期间复发、镜下血尿不消失。结果：显效12例，有效8例，无效3例。（屠庆祝，李方玲，牛春涛.清营汤加减治疗肾小球性血尿23例[J].现代中西医结合杂志，2020，9（19）：1895.）

犀角地黄汤

《小品方》，录自《外台秘要》

 犀角（水牛角代）3克，生地黄24克，白芍药12克，牡丹皮9克。

水牛角　生地黄　白芍药

牡丹皮

犀角地黄汤

 上药四味，㕮咀，以水九升，煮取三升，分三服。现代用法：作汤剂，水煎服，水牛角镑片先煎，

余药后下。

功效　清热解毒，凉血散瘀。

主治　热入血分证：身热谵语，斑色紫黑，舌绛起刺，脉细数，或喜妄如狂，漱水不欲咽，大便色黑易解等。热伤血络证：呕血，衄血，便血，尿血，舌红绛，脉数。

特效方解析

1.辨证要点　本方是治疗热入血分而致各种出血证的重要方剂。临床以高热烦躁、神昏谵语、斑疹、舌绛起刺为辨证要点。

2.加减变化　蓄血、邪热与瘀血互结者，加黄芩、大黄；肝火盛者，加栀子、柴胡。

3.现代运用　本方常用于治疗乙型脑炎、流行性脑脊髓膜炎、肝昏迷、斑疹伤寒、流行性出血热、尿毒症、败血症、急性白血病、紫癜等由血热而致者。

4.使用注意　方中犀角现已禁用，临床可用水牛角代替，但药量宜重，每剂须30克以上。

临床报道

魏素侠用犀角地黄汤合桃核承气汤加减治疗流行性出血热急性肾功能衰竭80例。诊断标准参照2012年全

国流行性出血热会议诊断标准。每日1～2剂，水煎服。酌用酚妥拉明、多巴胺、速尿（呋塞米）。疗效标准如下。治愈：临床症状消失，肾功能及血小板、尿常规正常；无效：加重或死亡。本组80例，治愈77例，死亡3例，疗效满意。（魏素侠.清通逐瘀法为主治疗流行性出血热急性肾功能衰竭80例[J].中医杂志，2000，41（7）：441）

清瘟败毒饮
《疫疹一得》卷下

（组成）　石膏15～60克，生地黄9～30克，犀角（水牛角代）1～3克，黄连3～9克，栀子、黄芩、知母、赤芍、玄参、连翘、牡丹皮各9克，桔梗、甘草、淡竹叶各6克。（方中栀子、黄芩、知母、赤芍、玄参、连翘、牡丹皮、桔梗、甘草、淡竹叶用量原缺，作者后补上的。）

（用法）　水煎服。

（功效）　清热解毒，凉血泻火。

（主治）　瘟疫热毒，充斥内外，气血两燔，大热渴饮，头痛如劈，干呕狂躁，谵语神糊，视物昏瞀；或发斑疹，或吐血、鼻衄；四肢或抽搐，或厥逆；脉沉数，或沉细而数，或浮大

而数，舌绛唇焦。

1.辨证要点　本方以大热烦渴、昏狂谵语、发斑疹、舌绛唇焦、脉沉数为辨证要点。

2.加减变化　大渴不已者，加天花粉，并重用石膏；咽喉肿痛者，加射干、牛蒡子、山豆根；热毒发斑者，加紫草、大青叶、升麻；大便秘结者，加芒硝、大黄；抽搐者，加羚羊角、钩藤；湿热发黄者，加滑石、茵陈、泽泻、猪苓；头面肿大者，加马勃、金银花、板蓝根、僵蚕、紫花地丁。

3.现代运用　本方常用于治疗流行性乙型脑炎、流行性出血热、流行性脑脊髓膜炎、败血症、小儿急惊风、产后高热等。

4.使用注意　本方为大寒解毒、气血两清之剂，能损人阳气，故素体阳虚或脾胃虚弱者忌用。

犀角散
《备急千金要方》

（组成）　犀角（水牛角代）3克，黄连6克，升麻、栀子各9克，茵陈15克。

（用法）　水煎服。

水牛角　黄连　升麻

栀子　茵陈

犀角散

功效　清热凉营，解毒退黄。

主治　急性黄疸，高热烦渴，或神昏谵语，或鼻衄、便血，或肌肤出现瘀斑，舌红绛，苔黄而燥，脉弦滑数。

特效方解析

1.辨证要点　本方以发病急骤、黄疸迅速加深且色如金、高热烦渴、神昏、出血、舌绛、苔黄为辨证要点。

2.加减变化　神昏谵语者，加服安宫牛黄丸或至宝丹；小便不利或出现腹水者，加白茅根、木通、车前草、大腹皮；鼻衄、便血或肌肤发斑者，加柏叶炭、地榆炭；急性黄疸型肝炎者，可加牡丹皮、生地黄、石斛、玄参。

3.现代运用　本方常用于治疗重症肝炎、急性黄疸性肝炎等。

黄连解毒汤

《肘后备急方》，名见《外台秘要》引崔氏方

组成　黄连、栀子各9克，黄芩、黄柏各6克。

黄连　栀子　黄芩

黄柏

黄连解毒汤

用法　水煎，分2次服。

功效　泻火解毒。

主治　三焦火毒热盛证。大热烦躁，口燥咽干，错语不眠，或热病呕血、衄血，或热甚发斑，身热下痢，湿热黄疸，以及外科痈肿疔毒，小便黄赤，舌红，苔黄，脉数有力。

1.辨证要点 本方为苦寒泻火、清热解毒的代表方。以高热烦躁、口燥咽干、小便黄赤、舌红、苔黄、脉数有力为辨证要点。

2.加减变化 热甚发斑者，加生地黄、牡丹皮；瘀热发黄者，加茵陈、大黄；便秘者，可加大黄；痈肿疔毒者，宜加紫花地丁、蒲公英。

3.现代运用 本方广泛用于流行性脑脊髓膜炎、乙型脑炎、败血症、胆囊炎、急性黄疸性肝炎、肺炎、痈肿、丹毒等证属实热火毒者。

4.使用注意 本方为大苦大寒之剂，极易化燥伤阴，败胃伤阳，故不可久服。非实热者不可轻投；阴虚火旺者亦当禁服。

泻心汤

《金匮要略》

组成 大黄6克，黄连3克，黄芩9克。

用法 水煎服。

大黄　　黄连　　黄芩
泻心汤

功效 泻火解毒，燥湿泻热。

主治 邪火内炽，迫血妄行，吐血、鼻衄；三焦积热，头项肿痛，眼目红肿，口舌生疮，心膈烦躁，尿赤便秘；疗疮走黄，痈肿丹毒；湿热黄疸，胸中烦热痞满，舌苔黄腻，脉数实；湿热痢疾等。

1.辨证要点 本方以面红目赤、烦热痞满、尿赤便秘、吐血衄血、口舌生疮、湿热黄疸、疗疮肿毒、舌苔黄腻为辨证要点。

2.加减变化 恶心呕吐者，加代赭石、竹茹、旋覆花；上消化道出血者，加乌贼骨、白及、侧柏叶；口苦心烦、急躁易怒者，加栀子、牡丹皮。

3.现代运用 本方常用于治疗急性胃肠炎、上消化道出血、肺结核咯血、支气管扩张咯血、鼻衄、齿衄、口腔炎、急性结膜炎、原发性高血压等。

4.使用注意 凡阳虚失血、脾不统血者，忌用本方。

凉膈散

《太平惠民和剂局方》

组成 大黄、芒硝、炙甘草各600克，栀子、薄荷（去梗）、黄芩各300

克，连翘1250克。

大黄　　芒硝　　炙甘草

栀子　　薄荷　　黄芩

连翘

凉膈散

特效方解析

1.辨证要点　本方为治疗上、中二焦火热炽盛的常用方。临床以胸膈烦热、面赤唇焦、烦躁口渴、舌红、苔黄、脉数为辨证要点。

2.加减变化　热毒壅阻上焦，症见壮热、烦躁、口渴、咽喉红肿、大便不燥者，可去芒硝，加桔梗、石膏以增强清热凉膈的功效。

3.现代运用　本方常用于咽炎、口腔炎、胆道感染、急性扁桃体炎、急性黄疸性肝炎等证属上、中二焦火热者。

4.使用注意　体虚者及孕妇，忌用或慎用本方。

用法　上药为粗末，每服6克，水一盏，入淡竹叶七片，蜜少许，煎至七分，去滓，食后温服。小儿可服1.5克，更随岁数加减服之。得利下，住服。现代用法：上药共为粗末，每服6～12克，加淡竹叶3克，蜜少许，水煎服。亦可作汤剂煎服。

功效　泻火通便，清上泻下。

主治　上中二焦邪郁生热证。烦躁口渴，面赤唇焦，胸膈烦热，口舌生疮，睡卧不宁，谵语狂妄，或咽痛吐衄、便秘溲赤，或大便不畅，舌红，苔黄，脉滑数。

薄荷

普济消毒饮

《东垣试效方》

组成 黄芩、黄连各15克，陈皮、玄参、桔梗、甘草、柴胡各6克，牛蒡子、连翘、薄荷、马勃、板蓝根各3克，僵蚕、升麻各2克。

用法 水煎服。

功效 清热解毒，疏风散邪。

主治 大头瘟。恶寒发热，头面红肿，目不能开，咽喉不利，舌燥口渴，舌红，苔黄，脉数有力。

特效方解析

1.**辨证要点** 本方为治疗风热、疫毒所致之大头瘟的有效方剂。以恶寒发热、头面红肿、舌红、苔黄、脉数有力为辨证要点。

2.**加减变化** 兼便秘可加大黄以泻热通便。使用本方时，可配合局部外敷如意金黄散等，以增强清热消肿的功效。

3.**现代运用** 本方常用于治疗丹毒、流行性腮腺炎、流行性出血热、急性扁桃体炎，以及带状疱疹、上呼吸道感染、急性化脓性中耳炎等风热、疫毒所致者，均可加减后使用。

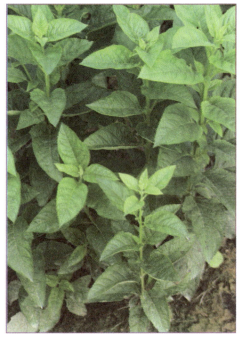

玄参

三阳清解汤

《医方新解》

组成 葛根、金银花、连翘、柴胡各24克，石膏、大青叶、蒲公英各30克，黄芩12克，甘草9克。

用法 水煎服。

功效 辛凉透表，清热解毒。

主治 三阳热盛，或温病热入气分，或大头瘟毒等。症见高热持续不退，头昏胀痛，口渴心烦，咽喉肿痛，或微恶风寒、有汗或无汗、项背强痛，或两颊肿痛，舌红，苔浅黄而燥，脉浮洪数而有力。

葛根　金银花　连翘
柴胡　石膏　大青叶
蒲公英　黄芩　甘草
三阳清解汤

仙方活命饮

《校注妇人良方》

 金银花25克，陈皮9克，赤芍、当归、乳香、没药、白芷、贝母、防风、皂角刺、穿山甲、天花粉、甘草各6克。

用法 水煎服，或水酒各半煎服。

功效 清热解毒，消肿溃坚，活血止痛。

主治 痈疡肿毒初起，局部红肿，或身热凛寒，舌苔薄白或黄，脉数有力。

特效方解析

1.**辨证要点** 本方以高热、口渴心烦、咽喉肿痛，或两颊肿痛、舌红、苔黄、脉数有力为辨证要点。

2.**加减变化** 吐血、鼻衄、发斑者，去柴胡，加白茅根、生地黄、牡丹皮；咽喉肿痛甚者，加红牛膝根；便秘、谵语、舌苔黄厚而燥者，加玄明粉、生大黄；表证较重者，加薄荷、荆芥。

3.**现代运用** 本方常用于治疗流行性感冒、流行性腮腺炎、急性扁桃体炎、猩红热、其他感染性疾病等证属三阳热盛者。

特效方解析

1.**辨证要点** 本方适用于阳证而体实的各类疮疡肿毒。以患部红肿、身热凛寒、脉数、舌苔黄为辨证要点。

2.**加减变化** 大便秘结者，可加芒硝、大黄；热毒重者，可加紫花地丁、蒲公英、野菊花等。

3.**现代运用** 本方常用于治疗多种化脓性炎症，如丹毒、疖肿、蜂窝织炎、急性乳腺炎、化脓性扁桃体炎等证属阳、实者。

4.**使用注意** 本方只可用于痈肿未溃之前，若已溃，不可用；本方性偏寒凉，阴证疮疡患者忌用；脾胃本虚、气血不足者均应慎用。

金银花

导赤散

《小儿药证直诀》

组成 木通、生地黄、甘草各等份。

用法 上药为粗末，每次用9~15克，加淡竹叶适量煎服；亦作汤剂，用量按原方比例酌定，加入淡竹叶适量，水煎服。

木通　　生地黄　　甘草

淡竹叶

导赤散

功效 清心，利水，养阴。

主治 心经火热证。心胸烦热，口渴面赤，意欲饮冷，口舌生疮，或心热移于小肠、小便涩痛，舌红，脉数。

1.辨证要点 本方为清心、利水的常用方剂。以口舌生疮、小便涩痛、舌红、脉数为辨证要点。

2.加减变化 小便涩痛明显者，可加瞿麦、萹蓄、滑石等，以利水通淋；心火盛者，可加黄连，以清心泻火。

3.现代运用 鹅口疮、口腔炎、急性泌尿系感染等证属心经有热或心热移于小肠者，均可以本方加减治之。

4.使用注意 方中木通苦寒，生地黄阴柔寒凉，故脾胃虚弱者慎用。

陶炼等用加味导赤散治疗放射性口腔溃疡82例（治疗组），随症加减，每日1剂，水煎服。对照组75例，每日1次静注克林霉素0.6克，每日3次口服复合维生素，每日3次用朵贝液漱口，不能进食者静脉补液。两组均以10日为一个疗程。疗效标准：痊愈，口腔溃疡在10日内痊愈，全身伴随症状消失；有效，溃疡在10日内基本愈合，全身伴随症状还须继续治疗；无效，溃疡在10日内无好转；终止治疗，因口腔反应严重，进食困难，不能继续接受治疗，被迫暂时停止放疗。结果：两组分别痊愈25例、16

例，有效例44例、28例，无效13例、31例，终止治疗5例、20例，治疗组疗效明显优于对照组（$P<0.01$）。提示放疗期间配合中药治疗，能明显减轻放疗的副作用，保证放疗疗程的顺利完成。（陶炼，张悦红.加味导赤散治疗放射性口腔溃疡82例.四川中医[J]，2000，18（3）：52.）

龙胆泻肝汤

《医方集解》

组成 龙胆草、木通、车前子、生地黄、柴胡、甘草各6克，黄芩、栀子、泽泻各9克，当归3克。

用法 水煎服；或制成丸剂（龙胆泻肝丸），每服6～9克，温开水送下，每日2次。

功效 清肝胆实火，泻下焦湿热。

主治 肝胆实火上炎证：症见头痛目赤，胁痛，口苦，耳聋，耳肿。肝经湿热下注证：症见阴肿，阴痒，阴汗，小便淋浊或妇女带下黄臭，舌红，苔黄腻，脉弦数有力。

1.辨证要点 本方为清泻肝胆实火及下焦湿热的代表方。以胁痛、目

龙胆草　　木通　　车前子

生地黄　　柴胡　　甘草

黄芩　　栀子　　泽泻

当归

龙胆泻肝汤

耳炎、盆腔炎、带状疱疹等证属肝胆实火或肝经湿热者。

4.使用注意　本方药物多苦寒，易伤脾胃，应中病即止，不宜多服、久服。脾胃虚弱者尤当慎用。方中木通应用川木通，关木通有毒，不能用。

龙胆

赤、耳聋、耳肿、口苦、舌红、苔黄、脉弦数为辨证要点。

2.加减变化　湿盛热轻者，可去生地黄、黄芩，加薏苡仁、滑石，以增强利湿；肝胆实火较盛者，可去车前子、木通，加黄连，以助泻火；阴茎生疮或便毒悬痈、阴囊肿痛、红热甚者，可去柴胡，加黄连、连翘、大黄以泻火解毒。

3.现代运用　本方常用于治疗顽固性偏头痛、原发性高血压、病毒性肝炎、胆囊炎、尿道炎、膀胱炎、急性睾丸炎、急性结膜炎、乳腺炎、中

左金丸

《丹溪心法》

　黄连180克，吴茱萸30克。

黄连　　　　　吴茱萸

左金丸

用法　上药为末，水丸或蒸饼为丸，白汤下50丸（6克）。现代用法：为末，水泛为丸，每服2～3克，温开水送服。亦可作汤剂，用量参考原方比例酌定。

功效　清泻肝火，降逆止呕。

主治　肝火犯胃证。症见胁痛，吞酸，呕吐，口苦，舌红，苔黄，脉弦数。

特效方解析

1.辨证要点　本方是治疗肝火犯胃、肝胃不和证的常用方。临床应用以呕吐、吞酸、胁痛、口苦、舌红、苔黄、脉弦数为辨证要点。

2.加减变化　黄连与吴茱萸的比例为6：1。胁痛甚者，可合四逆散，以加强疏肝和胃的功效；吞酸重者，加煅瓦楞、乌贼骨，以制酸止痛。

3.现代运用　本方常用于食道炎、胃炎、胃溃疡等证属肝火犯胃者。

4.使用注意　吞酸属虚寒者忌用。

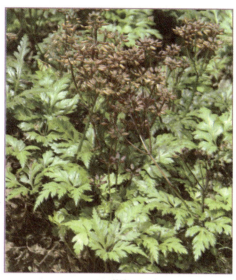
黄连

苇茎汤
《外台秘要》引《古今录验方》

组成　苇茎（切）60克，薏苡仁30克，冬瓜子24克，桃仁9克。

苇茎　　　薏苡仁　　　冬瓜子

桃仁

苇茎汤

用法 哎咀，内苇汁中，煮取二升，服一升，再服，当吐如脓。现代用法：水煎服。

功效 清肺化痰，逐瘀排脓。

主治 肺痈，热毒壅滞，痰瘀互结证。症见身有微热，咳嗽痰多，甚则咳吐腥臭脓血，胸中隐隐作痛，舌红，苔黄腻，脉滑数。

特效方解析

1.辨证要点 本方为治肺痈的常用方剂，不论肺痈之将成或已成，均可使用本方。临床应用以胸痛、咳

芦苇

嗽、吐痰或吐腥臭脓血、舌红、苔黄腻、脉数为辨证要点。

2.加减变化 脓已成者，可加生甘草、桔梗、贝母，以增强化痰排脓的功效；肺痈脓未成者，宜加鱼腥草、金银花，以增强清热解毒的功效。

3.现代运用 本方常用于治疗大叶性肺炎、肺脓肿、支气管炎、百日咳等证属肺热痰瘀互结者。

4.使用注意 本方药物多为滑利之品，有活血祛瘀的作用，故孕妇慎用。

泻白散
《小儿药证直诀》

组成 桑白皮、地骨皮各30克，粳米9克，甘草3克。

用法 水煎，待米熟汤成，去渣，饭前服。

功效 泻肺清热，平喘止咳。

主治 肺热喘咳证。症见气喘咳嗽，皮肤蒸热，午后尤甚，舌红，苔黄，脉细数。

特效方解析

1.辨证要点 本方为清泻肺热之剂。以咳喘、皮肤蒸热、舌红、苔黄、脉

细数为辨证要点。临床用于治疗正气未伤、肺中伏火不太甚者尤为适宜。

2.加减变化 燥热咳甚者，可加川贝母、瓜蒌皮等，以增强润肺止咳的功效；热甚者，可加知母、黄芩，以增强清泻肺热的功效。

3.现代运用 小儿麻疹初期及小儿肺炎恢复期、气管炎、百日咳等由肺中郁热而致者，均可用本方加减治疗。

4.使用注意 本方药性平和，尤适于正气未伤、伏火不甚者。风寒咳嗽或肺虚喘咳者不宜使用。

地骨皮

清胃散

《脾胃论》

组成 生地黄、当归身各6克，牡丹皮9克，黄连6克，夏月倍之，升麻9克。

用法 上药为细末，都作一服，水一盏半，煎至七分，去滓，放冷服之。现代用法：作汤剂，水煎服。

生地黄　　当归　　牡丹皮

黄连　　　　升麻

清胃散

功效 清胃凉血。

主治 胃火牙痛。症见牙痛牵引头痛，面颊发热，其齿恶热喜冷，或牙宣出血，或牙龈红肿溃烂，或唇舌颊腮肿痛，或口气热臭，口干舌燥，舌红，苔黄，脉滑大而数。

特效方解析

1.辨证要点 本方原为治疗胃火牙痛而设，临床凡胃热之证及血热火郁者均可使用。以牙痛牵引头痛、口气热臭、舌红、苔黄、脉滑数为辨证要点。

2.加减变化 清代汪昂《医方集解》中所载"清胃散"尚有石膏，其清胃泻火作用更强；兼见便秘可加大黄，以导热下行。

3.现代运用 牙周炎、口腔炎、牙槽脓肿、三叉神经痛等证属胃火上攻者，均可用本方加减治疗。

4.使用注意 牙痛属风寒及肾虚火炎者不宜。

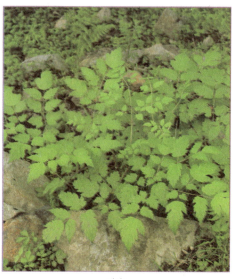
升麻

葛根黄芩黄连汤

《伤寒论》

组成 葛根15克，黄芩、黄连各9克，炙甘草6克。

用法 上四味，以水八升，先煮葛根，减二升。内诸药，煮取二升，去滓，分温再服。现代用法：水煎服。

葛根　　黄芩　　黄连

炙甘草
葛根黄芩黄连汤

功效 解表清里。

主治 协热下痢。症见身热下痢，胸脘烦热，口干作渴，喘而汗出，舌红，苔黄，脉数或促。

特效方解析

1.辨证要点 本方简称葛根芩连汤，是治疗热泻、热痢的常用方。临床应用以身热下痢、苔黄、脉数为辨证要点。

2.加减变化 腹痛者，加炒白芍，以柔肝止痛；兼呕吐者，加半夏，以降逆止呕；夹食滞者，加山楂，以消食；热痢里急后重者，加槟榔、木香，以行气而除后重。

3.现代运用 本方常用于治疗急性肠炎、肠伤寒、细菌性痢疾、胃肠型感冒等证属表证未解，里热甚者。

4.使用注意 虚寒下痢者忌用。

芍药　黄芩　黄连
当归　大黄　槟榔
木香　甘草　肉桂

芍药汤

野葛

芍药汤

《素问病机气宜保命集》

（组成） 芍药15～20克，黄芩、黄连、当归各9克，大黄6克，槟榔、木香、甘草各5克，肉桂4克。

（用法） 水煎服。

（功效） 清热燥湿，调气活血。

（主治） 湿热痢疾。症见腹痛，便脓血，赤白下痢，里急后重，肛门灼热，小便短赤，舌苔，黄腻，脉弦数。

特效方解析

1.辨证要点 本方为治疗湿热痢疾的重要方剂。以腹痛、便脓血、赤白下痢、里急后重、苔黄腻、脉滑数为辨证要点。

2.加减变化 原方后有"如血痢则渐加大黄；汗后脏毒加黄柏半两"，可资临床参考。本方在运用时，如苔黄而干、热甚伤津者，可去肉桂，加乌梅，以避温就凉；苔腻脉滑，兼有食积者，加神曲、山楂，以消导；痢下赤多白少或纯下血痢者，加地榆、牡丹皮，以凉血止血；热毒重者，加金银花、白头翁，以增强解毒的功效。

3.现代运用 本方常用于治疗阿米巴痢疾、细菌性痢疾、急性肠炎、溃疡性结肠炎等证属湿热下痢者。

4.使用注意 痢疾初起有表证者忌用。

白头翁汤

《伤寒论》

组成 白头翁15克，黄柏、秦皮各12克，黄连6克。

白头翁　黄柏　秦皮

黄连

白头翁汤

用法 水煎服。

功效 清热解毒，凉血止痢。

主治 热毒痢疾。症见腹痛，里急后重，肛门灼热，泻下脓血，痢下赤多白少，渴欲饮水，舌红，苔黄，脉弦数。

特效方解析

1.辨证要点 本方为治热毒痢疾的主方。以腹痛、里急后重、泻下脓血、舌红、苔黄、脉弦数为辨证要点。

2.加减变化 里急后重较甚者，加槟榔、木香、枳壳，以调气；外有表邪、恶寒发热者，加连翘、葛根、金银花，以透表解热；夹有食滞者，加枳实、焦山楂，以消食导滞；脓血多者，加牡丹皮、赤芍、地榆，以凉血和血。治疗阿米巴痢疾，配合吞服鸦胆子（桂圆肉包裹），疗效更佳。

3.现代运用 细菌性痢疾、阿米巴痢疾、急性坏死性肠炎、溃疡性结肠炎、急性结肠炎等证属热毒壅盛者，均可用本方加减治疗。

白头翁

第五节
清虚热

青蒿鳖甲汤
《温病条辨》

组成 青蒿、知母各6克，牡丹皮9克，生地黄12克，鳖甲15克。

用法 水煎服。

功效 养阴透热。

主治 温病后期，阴液耗伤，邪伏阴分，夜热早凉，热退无汗，舌红，少苔，脉细数。

特效方解析

1. **辨证要点** 本方适用于余热未尽、阴液不足的虚热证。以夜热早凉、热退无汗、舌红、少苔、脉细数为辨证要点。

2. **加减变化** 小儿夏季热者，加荷梗、白薇，以祛暑退热；夜热早凉、汗解渴饮者，可去生地黄，加天花粉，以清热生津、止渴；兼肺阴虚者，加麦冬、沙参，以滋阴润肺。

3. **现代运用** 原因不明的发热、小儿夏季热、肾结核、慢性肾盂肾炎

等证属阴虚内热者，均可用本方加减治疗。

4. **使用注意** 阴虚欲作动风者不宜使用。

牡丹

清骨散
《证治准绳》

组成 银柴胡5克，胡黄连、地骨皮、知母、秦艽、鳖甲、青蒿各3克，甘草2克。

用法 水煎服。

功效 清虚热，退骨蒸。

主治 虚劳发热。症见骨蒸潮热或低热日久不退，形体消瘦，唇红颧

赤，困倦盗汗或口渴心烦，舌红，少苔，脉细数。

银柴胡　　胡黄连　　地骨皮

知母　　　秦艽　　　鳖甲

青蒿　　　　　甘草

清骨散

银柴胡

特效方解析

1.辨证要点　本方为肝肾阴虚、骨蒸劳热的常用方。以骨蒸潮热、形体消瘦、盗汗、舌红、少苔、脉象细数为辨证要点。

2.加减变化　咳嗽者，可加麦冬、阿胶、五味子；血虚较甚者，宜加地黄、当归、芍药。

3.现代运用　本方可用于治疗结核病和其他慢性消耗性疾病的发热骨蒸等证属阴虚内热者。

特效处方大全　彩图版

第五章

祛暑特效方

清络饮

《温病条辨》

组成 鲜荷叶、鲜金银花、丝瓜皮、西瓜翠衣、鲜扁豆花（1枝）、鲜竹叶心各6克。

用法 以水二杯，煮取一杯，日二服。现代用法：水煎服。

功效 祛暑清热。

主治 暑热伤肺轻证。症见身热口渴不甚，头目不清，昏眩微胀，舌淡红，苔薄白。

1.辨证要点 本方是治疗暑热伤肺轻证的常用方。临床应用以身热口渴不甚、头目不清、舌淡红、苔薄白为辨证要点。

2.加减变化 本方既可治暑热伤肺，也可煎汤代茶以预防暑病。身热较甚者，可加石膏；暑热伤肺、咳而无痰、咳声高者，可加麦冬、杏仁、沙参，以利肺气、养肺阴，或加甘草、桔梗，以开提肺气、清肺热。

3.使用注意 本方的适应证是暑热伤肺的轻证。若暑热表寒较重，或热渴大汗，或汗多脉散大、喘渴欲脱者，均不宜使用本方。

香薷散

《太平惠民和剂局方》

组成 香薷15克，厚朴（姜制）、白扁豆（微炒）各12克。

用法 水煎服，或加酒少量同煎。

功效 祛暑解表，化湿和中。

主治 阴暑。症见恶寒发热，头重头痛，无汗，四肢倦怠，胸闷泛恶，腹痛吐泻，舌苔白腻，脉浮。

1.辨证要点 本方是夏月乘凉饮冷、感寒伤湿的常用方剂，后人通称三物香薷饮。以恶寒发热、无汗、头痛、胸闷泛恶、舌苔白腻、脉浮为辨证要点。

2.加减变化 表寒甚者，可加入淡豆豉、葱白，以加强解表散寒的作用。

3.现代运用 本方常用于治疗夏季感冒、急性胃肠炎等。

4.使用注意 由于香薷属辛温解表药物，因此凡外感风寒、内有湿邪者，虽病不在暑月，亦可应用。夏月伤暑见发热汗出、心烦口渴等暑热病证者，不可使用。

第六章

温里特效方

图一 葛根饮片

第一节

温中祛寒

理中丸

《伤寒论》

组成 人参、干姜、炙甘草、白术各90克。

用法 上四味，捣筛，蜜和为丸，如鸡子黄许大（9克）。以沸汤数合，和一丸，研碎，温服之，每日三四服，夜二服。腹中未热，益至三四丸，然不及汤。汤法：以四物依两数切，用水八升，煮取三升，去滓，温服一升，日三服。服汤后，如食顷，饮热粥一升许，微自温，勿发揭衣被。现代用法：上药共研细末，炼蜜为丸，重9克，每次1丸，温开水送服，每日2~3次。或作汤剂，水煎服，用量按原方比例酌减。

功效 温中祛寒，补气健脾。

主治 脾胃虚寒证：症见脘腹绵绵作痛，喜温喜按，呕吐，大便稀溏，脘痞食少，畏寒肢冷，口不渴，舌淡，苔白润，脉沉细或沉迟无力。阳虚失血证：症见便血、吐血、衄血或崩漏等，血色暗淡，质清稀。

特效方解析

1.辨证要点 本方是治疗中焦脾胃虚寒证的基础方。临床应用以脘腹绵绵作痛、呕吐、大便稀溏、畏寒肢冷、舌淡、苔白润、脉沉细为辨证要点。

2.加减变化 下痢甚者，可加白扁豆、茯苓，以健脾渗湿止泻；呕吐甚者，可加半夏、生姜，以降逆和胃止呕；虚寒甚者，可加肉桂、附子，以增强温阳祛寒的功效；阳虚失血者，可将干姜易为炮姜，加艾叶、灶心土，以温涩止血；胸痹者，可加桂枝、薤白、枳实，以振奋胸阳，舒畅气机。

3.现代运用 本方常用于治疗胃肠炎、胃及十二指肠溃疡、胃下垂、胃痉挛、慢性结肠炎等证属脾胃虚寒者。

4.使用注意 湿热内蕴中焦或脾胃阴虚者禁用。

临床报道

赵联社等用理中丸加味茯苓、丁香、小茴香、藿香、荔枝核等制成冲剂，治疗浅表性胃炎60例。其中男性病例32例，女性病例28例；轻度胃痛6例，中度32例，重度22例。全部病例均口服给药，每次1包（6克），每日3次，重度胃痛可加1包，饭前服用，2周为1个疗程，服1~3个疗程。结果：

特效处方大全 彩图版

基本治愈9例，显效25例，有效21例，无效5例，总有效率为91.67%。（赵联社，胡锡琴，董金凤.理中丸加味冲剂治疗浅表性胃炎60例[J].陕西中医学院学报，2001，24（2）：18-19.）

小建中汤

《伤寒论》

组成 饴糖30克，白芍药18克，桂枝、生姜各9克，炙甘草6克，大枣4枚。

饴糖　白芍药　桂枝

生姜　炙甘草　大枣

小建中汤

用法 后五味，水煎2次，取汁，去渣，加入饴糖，分2次温服。

功效 温中补虚，和里缓急。

主治 虚劳里急证。症见腹中时痛，喜温喜按，舌淡，苔白，脉细弦；或虚劳而心中悸动，虚烦不宁，面色无华；或手足烦热，咽干口燥等。

特效方解析

1.辨证要点 临床以腹痛喜温喜按、心悸、发热、面色无华、舌淡、苔白、脉细弦为辨证要点。

2.加减变化 面色萎黄、短气神疲者，可加黄芪、人参、当归，以补养气血；便溏者，可加白术，以健脾燥湿止泻；中焦寒重者，可加干姜，以增强温中散寒的功效；兼有气滞者，可加木香，以行气止痛。

3.现代运用 胃及十二指肠溃疡、慢性胃炎、慢性肝炎、神经衰弱、再生障碍性贫血、功能性发热等证属中焦阴阳不和者，均可用本方加减治疗。

大枣

4.使用注意 呕吐或中满者不宜使用，阴虚火旺所致之胃脘疼痛者忌用。

大建中汤

《金匮要略》

组成 蜀椒（去汗）6克，干姜12克，人参6克。

蜀椒　　　干姜　　　人参

大建中汤

用法 上三味，以水四升，煮取二升，去滓，内胶饴一升，微火煮取一升半，分温再服。如一炊顷，可饮粥二升，后更服。当一日食糜粥，温覆之。现代用法：上三味水煎2次，取汁，兑入饴糖30克，分2次温服。

功效 温中补虚，降逆止痛。

主治 中阳虚衰、阴寒内盛所致之脘腹疼痛。"心胸中大寒痛，呕不能食，腹中寒，上冲皮起，出见有头足，上下痛而不可触近"，舌苔白滑，脉细沉紧，甚则肢厥脉伏。

1.辨证要点 本方为治疗虚寒腹痛重证之代表方。以阵发性脘腹绞痛、拒按，常伴呕吐、舌苔白滑、脉来弦紧为辨证要点。

2.加减变化 腹痛痞满者，加厚朴、枳实，以行气消痞除满；呕吐甚者，加生姜、半夏，以降逆止呕；寒积较甚、便秘者，加大黄、附子，以温下寒积。

3.现代运用 本方常用于治疗粘连性肠梗阻、胃肠痉挛、急性胃炎、疝气绞痛、消化性溃疡等证属中阳虚弱、阴寒内盛者。

4.使用注意 本方温热之性较强，素体阴虚者慎用，寒凝气滞者亦不宜用。

临床报道

有人治疗胆囊炎急性发作寒积上攻，心胁攻痛、绞痛，甚则突起如拳，吐逆汗出，大便数日不行，舌苔白腻，脉沉弦，用大建中汤合附子大黄汤佐猪胆汁半匙冲服，2剂诸症俱除。有人治疗一急性胰腺炎患者，上腹绞痛阵发加剧伴呕吐，始用清胰汤，继用本方加苍术、鸡内金各10克，赤、白芍各15克，制大黄10克，厚朴6克，2剂后腹痛大减，9剂后痊愈；又治一胆绞痛患者，病史十余年，发时右上腹痛引肩背而不可忍，汗出肢冷，吐逆便结，用本方加川楝子10克，吴茱萸5克，赤、白芍各15克，1剂痛止，一周后痊愈。有人治疗慢性肝炎用本方加附子，兼服当归芍药散加附子酒剂2月余，诸症消失，肝功能复常。有人治疗肝硬化腹水1例，用补中益气汤、五苓散等效不佳，用大建中汤取得较好疗效。

吴茱萸汤
《伤寒论》

组成 吴茱萸、人参各9克，生姜18克，大枣5枚。

用法 水煎温服。

功效 温中补虚，降逆止呕。

主治 虚寒呕吐。症见食谷欲呕，畏寒喜热，胃脘疼痛，吞酸，厥阴头痛，干呕吐涎沫，少阴吐泻，手足厥冷，烦躁欲死，舌淡、苔白滑，细迟或弦细。

特效方解析

1.辨证要点 本方专为中焦虚寒、浊阴上逆之证而设。临床以干呕吐涎沫、口淡不渴、舌淡、苔白滑、脉细迟或弦细为辨证要点。

2.加减变化 头痛甚者，加当归、川芎，以养血止痛；呕吐甚者，

加砂仁、半夏，以增强降逆止呕的功效；吞酸频作者，可加煅瓦楞、乌贼骨，以制酸止痛；阴寒较甚者，宜加附子、干姜，以温中散寒。

3.现代运用 本方常用于治疗妊娠呕吐、慢性胃炎、神经性头痛、耳源性眩晕等证属中焦虚寒者。

4.使用注意 临床运用本方，凡呕逆严重者当予冷服，以防格拒。

吴茱萸

甘草干姜汤
《伤寒论》

组成 炙甘草12克，干姜6克。

用法 上㕮咀二味，以水三升，煮取一升五合，去滓。分温再服。

功效 温补阳气，调理肺胃。

炙甘草　　　　　干姜

甘草干姜汤

主治 咳吐涎沫、清稀量多或不咳，口淡不渴，头眩，畏寒，小便数或遗尿，神疲乏力，短气不足以息，舌淡，苔薄白，脉虚弱。

特效方解析

1.辨证要点 本方以咳吐涎沫、胃脘不适、口淡不渴、头眩、舌淡、苔薄白、脉浮紧或沉迟为辨证要点。

2.加减变化 呕吐者，加陈皮、半夏，以降逆止呕；胃寒明显者，加肉桂、附子，以温暖阳气；大便溏者，加莲子肉、白扁豆，以健脾止泻。

3.现代运用 本方可用于治疗支气管肺炎、支气管炎、肺实质纤维化、肺气肿、肺不张等。只要符合其主治病变证机，也可加减运用，辅助治疗慢性胆囊炎、慢性胃炎、慢性肝炎等。

4.使用注意 肺热证、肺阴虚证患者慎用本方。

临床报道

本方治疗34例寒证（胃脘痛8例，吐酸2例，脘腹胀2例，肠鸣腹泻1例，胸痛2例，眩晕13例，咳嗽2例，经来腹痛4例），均取效。中医所称寒证，实际上包含副交感神经过度兴奋的病理生理现象。干姜辛辣，服后刺激口腔黏膜，可能引起反射性交感神经兴奋而起对抗副交感神经作用；甘草则对胃平滑肌有一定的解痉作用，因而取效。

甘草麻黄汤

《金匮要略》

组成 甘草6克，麻黄12克。

用法 上二味，以水五升，先煮麻黄，去上沫。内甘草，煮取三升，温服一升。覆被汗出，不汗，再服。慎风寒。

功效 理脾散寒，发越郁阳。

主治 饮食不佳，脘腹胀满，四肢困重，或全身水肿，或腰以上水肿、按之没指，小便不利或少，身重恶寒，舌淡，苔薄白，脉缓或迟。

特效方解析

1.辨证要点 本方以饮食不佳、脘腹胀满、四肢困重、水肿、舌淡、脉缓或迟为辨证要点。

2.加减变化 食少者，加薏苡仁、白扁豆，以健脾化湿和胃；腹满者，加生姜、厚朴，以行气消胀。

3.现代运用 本方可用于治疗慢性肾盂肾炎、初期肾小球肾炎、风湿性心脏病、慢性胃炎等，还可治疗肺气肿、支气管炎、支气管扩张等。

4.使用注意 脾胃阴虚证、湿热蕴结证患者慎用本方。

附子粳米汤

《金匮要略》

组成 附子（炮）5克，半夏12克，甘草3克，大枣10枚，粳米12克。

附子　　半夏　　甘草

大枣　　　粳米

附子粳米汤

用法 上五味，以水八升，煮米熟汤成，去滓。温服一升，日三服。

功效 温阳散寒，化饮降逆。

主治 呕吐或吐涎沫，腹中寒痛，甚则剧痛，畏寒，腹中雷鸣，大便溏，胸胁逆满，肢体困重，乏力，舌淡，苔薄白，脉沉迟。

特效方解析

1.辨证要点 本方以腹中寒痛、腹中雷鸣、畏寒、舌淡、舌苔白或腻、脉沉或迟为辨证要点。

2.加减变化 腹痛明显者，加白芍药、细辛，以温阳、缓急、止痛；小便不利者，加泽泻、茯苓，以健脾渗湿；饮邪明显者，加苍术、白术，以健脾、醒脾、燥湿。

3.现代运用 本方可用于治疗肠结核、慢性肠胃炎、结肠炎、肠黏膜脱落、慢性肝炎等，还可用于治疗心肌炎、心肌缺血、脉管炎等。

4.使用注意 脾胃阴虚证、脾胃湿热证患者慎用本方。

大乌头煎

《金匮要略》

组成 乌头（熬，去皮，不㕮咀，大者）15克。

（用法）　上药以水三升，煮取一升，去滓，内蜜二升，煎令水气尽，取二升。强人服七合，弱人服五合。不瘥，明日更服，不可日再服。

（功效）　温中逐寒，通阳止痛。

（主治）　脘腹疼痛或绕脐痛，痛则冷汗出，手足厥逆，呕吐，舌淡，苔薄白，脉沉紧或弦紧。

特效方解析

1.辨证要点　本方以脘腹疼痛或绕脐痛、手足厥逆、舌淡、苔薄白、脉沉紧为辨证要点。

2.加减变化　胃寒甚者，加生姜、桂枝、干姜，以温胃散寒；呕吐者，加生姜、陈皮、丁香，以温痹降逆；腹泻者，加白术、茯苓、山药，以健脾和胃、止泻。

3.现代运用　本方可用于治疗慢性胃炎、肠胃痉挛、慢性肠炎等，还可用于治疗类风湿性关节炎、风湿性关节炎等。

4.使用注意　脾胃阴虚证、温热蕴结证患者慎用本方。

葛根加半夏汤

《伤寒论》

（组成）　葛根、半夏（洗）各12克，

麻黄（去节）9克，炙甘草、芍药、桂枝（去皮）、生姜（切）各6克，大枣（擘）12枚。

葛根　半夏　麻黄
炙甘草　芍药　桂枝
生姜　大枣

葛根加半夏汤

（用法）　上八味，以水一斗，先煮葛根、麻黄，减二升，去白沫。内诸药，煮取三升，去滓。温服一升。覆取微似汗。

（功效）　解表散邪，和胃降逆。

（主治）　发热，恶风寒，无汗，头痛，胃脘疼痛绵绵不止或拘急疼痛，呕吐或吐清水，舌淡，苔薄白，脉紧或浮。

特效方解析

1.辨证要点　本方以发热、恶风寒、无汗、头痛、胃脘疼痛、呕吐、舌淡、苔薄白、脉紧或浮为辨证要点。

2.加减变化 大便溏者，加茯苓、白术，以健脾渗湿、止泻等；呕吐明显者，加吴茱萸、陈皮，以温胃降逆、止呕。

3.现代运用 本方可用于治疗急（慢）性肠胃炎、慢性非特异性溃疡性结肠炎、肠胃型感冒等。只要符合其主治病变证机，也可加减运用，辅助治疗慢性支气管炎等。

4.使用注意 太阳中风证与胃寒证相兼者慎用本方。

乌头桂枝汤

《金匮要略》

（**组成**） 乌头10克，桂枝（去皮）、芍药、生姜（切）各9克，炙甘草6克，大枣12枚。

乌头　　桂枝　　芍药

生姜　　炙甘草　　大枣

乌头桂枝汤

（**用法**） 上一味（乌头），以蜜二升，煎减半，去滓。以桂枝汤五合解之，得一升后，初服二合，不知，即服三合；又不知，复加至五合。其知者，如醉状，得吐者，为中病。上五味（桂枝汤），锉以水七升，微火煮取三升，去滓。

（**功效**） 温中逐寒，解肌散邪。

（**主治**） 发热，恶寒，汗出，头痛，寒疝腹痛，手足逆冷或不仁，身体疼痛，呕吐或不能食，舌淡，苔薄白，脉弦紧。

（**特效方解析**）

1.辨证要点 本方以寒疝腹痛、身体疼痛、发热、恶寒、汗出、舌淡、苔薄白、脉弦紧为辨证要点。

2.加减变化 腹痛明显者，加乌药、延胡索，以温里散寒、行气止痛；头痛明显者，加蔓荆子、白芷，以祛风散寒、止痛；恶心呕吐者，加竹茹、陈皮，以和胃降逆、止呕。

3.现代运用 本方可用于治疗感冒、流行性感冒、肠胃型感冒、支气管炎等。只要符合其主治病变证机，也可加减运用，辅助治疗慢性非特异性溃疡性结肠炎、慢性附件炎等。

4.使用注意 太阳伤寒证与脘腹寒积证相兼者慎用本方。

第二节

回阳救逆

四逆汤
《伤寒论》

组成 附子15克，干姜9克，炙甘草6克。

附子　　干姜　　炙甘草
四逆汤

用法 先煎附子1小时，再入余药同煎，取汁温服。

功效 回阳救逆。

主治 少阴病。症见四肢厥冷，恶寒，呕吐不渴，腹痛下痢，神疲欲寐，舌淡，苔白，脉微细。太阳病误汗亡阳。

特效方解析

1.辨证要点 本方为治疗肾阳衰微、阴寒内盛而设。临床以四肢厥冷、神疲欲寐、舌淡、苔白、脉微细为辨证要点。

2.现代运用 本方常用于治疗急性心衰、心肌梗死、急（慢）性胃肠炎吐泻失水或急性病大汗初见休克等证属亡阳欲脱者。

3.使用注意 四肢厥冷属真热假寒者，禁用本方。

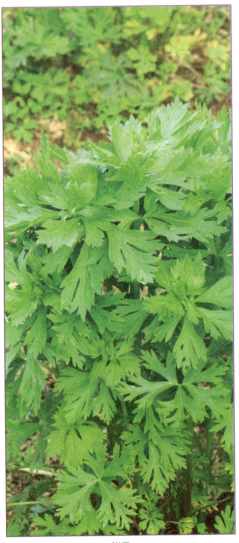

附子

茯苓四逆汤

《伤寒论》

组成　茯苓12克，炙甘草6克，附子5克，干姜4.5克，人参3克。

用法　水煎服。

功效　回阳益阴，宁心除烦。

主治　少阴病。

特效方解析

1.辨证要点　本方以四肢厥逆、烦躁、心悸、舌淡、苔白滑、脉微欲绝为辨证要点。

2.加减变化　虚寒泄泻者，加补骨脂、白术；浮肿、小便不利者，加白术、桂枝；心悸怔忡者，加生牡蛎、生龙骨；烦躁不安者，加琥珀。

3.现代运用　本方常用于治疗休克、心肌梗死、心力衰竭、急性脑血管病、耳眩晕等。

通脉四逆加猪胆汁汤

《伤寒论》

组成　炙甘草6克，干姜9克（强人可12克），附子（生用，去皮，破八片，大者）8克，猪胆汁3毫升。

用法　上四味，以水三升，煮取一升二合，去滓，内猪胆汁。分温再服，其脉即来。无猪胆汁，以羊胆汁代之。

功效　回阳救逆，益阴助阳。

主治　下痢无度而无物可下，呕吐不止而无物可吐，汗出，手足厥逆，神志昏厥或言语不清，四肢拘急不解，舌淡，苔薄白，脉微欲绝。

特效方解析

1.辨证要点　本方以手足厥逆、汗出、神志昏厥、舌淡、苔薄白、脉微欲绝为辨证要点。

2.加减变化　血虚者，加熟地黄、当归，以补血养血；气虚者，加黄芪、人参，以益气补虚；阳虚者，加淫羊藿、巴戟天，以温补阳气；阴虚者，加玉竹、麦冬，以滋补阴津。

3.现代运用　本方可用于治疗西医临床中的风湿性心脏病、肺源性心脏病所致之心力衰竭、休克、心肌梗死导致的完全性右束支传导阻滞、病态窦房结综合征等。只要符合其主治病变证机，也可加减运用，辅助治疗慢（急）性胃肠炎，慢性咽炎等。

4.使用注意　痰热证、湿热证、阴虚证患者慎用本方。

白通汤

《伤寒论》

组成　葱白4根，干姜3克，附子（生，去皮，破八片）5克。

葱白　　　干姜　　　附子

白通汤

用法　上三味，以水三升，煮取一升，去滓。分温再服。

功效　破阴回阳，宣通上下。

主治　心悸，心烦，怔忡，汗出，面赤，手足逆冷，下痢清谷，精神不振，少腹冷痛，小便清白，舌淡，苔白，脉微弱。

特效方解析

1.辨证要点　本方以心悸、心烦、汗出、面赤、手足逆冷、舌淡、苔白、脉微弱为辨证要点。

2.加减变化　气虚明显者，加白术、人参，以益气补虚；寒甚者，加吴茱萸、桂枝，以温阳散寒；心烦者，加桂枝、五味子，以益心除烦。

3.现代运用　本方可用于治疗心力衰竭、心律失常、休克、心动过缓

等。只要符合其主治病变证机，也可加减运用，辅助治疗尿毒症、雷诺病等。

4.使用注意　痰热证、湿热证、阴虚证患者慎用本方。

白通加猪胆汁汤

《伤寒论》

组成　葱白4根，干姜3克，附子（生，去皮，破八片）5克，人尿30毫升，猪胆汁6毫升。

用法　上五味，以水三升，煮取一升，去滓。内胆汁、人尿，和令相得。分温再服。若无胆，亦可用。

功效　破阴回阳，宣通上下，制阳入阴。

主治　下痢清谷，手足逆冷，神志昏沉，干呕，心烦，汗出，面赤如妆，舌淡，苔薄，脉微或无。

特效方解析

1.辨证要点　本方以心烦、手足逆冷、舌淡、苔薄、脉微或无为辨证要点。

2.加减变化　气虚明显者，加白术、人参，以益气补虚；血虚者，加白芍药、当归，以滋补阴血；寒甚者，加吴茱萸、桂枝，以温阳散

寒；心烦者，加桂枝、五味子，以益心除烦。

3.现代运用 本方可用于治疗心力衰竭、心律失常、休克、心动过缓等。只要符合其主治病变证机，也可加减运用，辅助治疗慢性胃肠炎、霍乱、肝性脑病、肠伤寒等。

4.使用注意 痰热证、湿热证、阴虚证患者慎用本方。

参附汤
《济生续方》

组成 人参15克，附子（炮，去皮、脐）30克。

人参　　　　　附子

参附汤

用法 原方㕮咀，分作三服，水二盏，生姜十片，煎至八分，去滓，食前温服。现代用法：水煎服，用量按原方比例酌减。

功效 回阳，益气固脱。

主治 阳气暴脱，手足逆冷，头晕

气短，面色苍白，汗出脉微，舌淡，苔薄白。

特效方解析

1.辨证要点 本方以手脚冰冷、头晕气短、面色苍白、汗出脉微、舌淡苔薄白者为辨证要点。

2.加减变化 用本方回阳固脱，一般不能用党参代替人参，因量少难以奏效。如人参无法寻到，可用党参60～120克代替人参。据有关专家临床经验，因为阴阳互根，阳亡则阴液无以化生而耗竭，故阳亡的同时，往往兼见阴竭的症状，此时当急用参附汤合生脉散加龙骨、牡蛎以图救治。

3.现代运用 本方常用于抢救心力衰竭而见手足逆冷、汗出如珠、脉微欲绝的病证。

回阳返本汤
《伤寒六书》

组成 熟附子、人参、麦冬、陈皮各9克，干姜、五味子、炙甘草各6克，腊茶3克，蜂蜜5匙。

用法 水煎服。

功效 回阳救阴，益气固脱。

主治 阳气衰微，阴津不足，四肢

逆冷，大汗出，面赤烦热，烦躁口渴，舌光滑、少苔，脉微欲绝。

野葛

特效方解析

1.辨证要点 本方以四肢逆冷、汗出面赤、烦躁口渴、舌光滑、少苔、脉微欲绝为辨证要点。

2.加减变化 阳脱者，加桂枝；阴脱者，加黄精；面赤者，加葱白、黄连；汗多不止者，加山茱萸、煅龙骨、煅牡蛎。

3.现代运用 本方常用于治疗休克。

当归四逆汤
《伤寒论》

组成 当归12克，桂枝、芍药各9克，炙甘草、通草各6克，细辛3克，大枣8枚。

当归   桂枝   芍药

炙甘草   通草   细辛

大枣

当归四逆汤

用法 水煎服。

功效 温经散寒，养血通脉。

主治 血虚寒厥证。症见手足厥寒，口不渴，或腰、股、腿、足疼痛，舌淡，苔薄白，脉沉细或细而欲绝。

1.辨证要点 本方为治疗素体血虚、经脉寒凝所致之证而设。以手足厥冷、舌淡、苔薄白、脉沉细或细而欲绝为辨证要点。

2.加减变化 兼见干呕吐涎者，宜加生姜、吴茱萸，以温中降逆；寒疝，睾丸掣痛，痛引少腹者，亦可加

细辛

小茴香、高良姜、乌药、香附等，以暖脾、理气止痛。

3.现代运用 本方常用于治疗冻疮、雷诺病、血栓闭塞性脉管炎、小儿下肢麻痹、痛经等证属血虚寒凝者。

4.使用注意 本方只适用于血虚寒凝所致之四肢逆冷，其他原因所致之肢厥不宜使用。

阳和汤

《外科证治全生集》

组成 熟地黄30克，鹿角胶9克，白芥子6克，肉桂粉、生甘草各3克，姜炭、麻黄各2克。

用法 除肉桂粉、鹿角胶外，余药水煎，汤成去滓，加入肉桂粉，鹿角胶烊化与之混匀，分2~3次服。

功效 温阳补血，散寒通滞。

主治 阴疽。症见患处漫肿无头，皮色不变，酸痛无热，口中不渴，舌淡、苔白，脉沉细或迟细。

1.辨证要点 本方为治疗阴疽的著名方剂，以患处漫肿无头、皮色不变、酸痛无热、脉沉细或迟细为辨证

要点。

2.加减变化 阴寒甚者，酌加附子，以温阳散寒；兼气虚者，宜加黄芪、党参，以益气补血。

3.现代运用 本方常用于治疗骨结核、腹膜结核、慢性骨髓炎、慢性淋巴结炎、类风湿性关节炎、血栓闭塞性脉管炎等证属血虚寒凝者。

4.使用注意 本方中药物多温燥，凡痈疽阳证、阴虚有热或阴疽久溃者，均不宜使用。方中麻黄只起发越阳气之用，用量宜轻，熟地黄补血固本，用量宜重，应用时应注意两者比例。

地黄

特效处方大全 彩图版

第七章

补益特效方

图一 龙眼肉饮片

四君子汤

《太平惠民和剂局方》

组成 人参（去芦）、白术、茯苓（去皮）各9克，炙甘草6克。

人参　白术　茯苓

炙甘草

四君子汤

用法 上为细末。每服二钱（15克），水一盏，煎至七分，通口服，不拘时候；入盐少许，白汤点亦得。现代用法：水煎服。

功效 益气健脾。

主治 脾胃气虚证。症见面色萎白，语声低微，气短乏力，食少便溏，舌淡，苔白，脉虚弱。

特效方解析

1.辨证要点 本方为治疗脾胃气虚证的基础方，后世众多补脾益气方剂多从此方衍化而来。临床应用以面色萎白食少便溏、气短乏力、舌淡、苔白、脉虚弱为辨证要点。

2.加减变化 胸膈痞满者，加陈皮、枳壳，以行气宽胸；呕吐者，加半夏，以降逆止呕；兼畏寒肢冷、脘腹疼痛者，加附子、干姜，以温中祛寒；心悸失眠者，加酸枣仁，以宁心安神。

3.现代运用 本方常用于治疗慢性胃炎、胃及十二指肠溃疡等证属脾气虚者。

临床报道

胡建芳等为观察加味四君子汤治疗功能性消化不良的临床疗效，将65例消化不良患者随机分为治疗组39例和对照组26例。治疗组用加味四君子汤，对照组用吗丁啉治疗。结果显示：治疗组显效率为64.1%，总有效率为97.4%；对照组显效率为38.5%，总有效率为73.1%。两组比较有极显著性差异（$P<0.01$），两组经治疗后胃排空均有显著改善。说明加味四君子汤治疗消化不良具有

较理想而可靠的疗效。[胡建芳，童昌珍. 加味四君子汤治疗功能性消化不良39例观察 [J].实用中医药杂志，2000，16（11）：2.]

仲、崩漏、疮疡经久不愈，以及防治腹部术后肠麻痹、肠粘连等。

4.使用注意 血热毒壅所致之火证患者禁用；忌生冷。

保元汤
《博爱心鉴》

组成 黄芪9克，人参、炙甘草各3克，肉桂1.5克。

用法 加生姜1片，水煎服。

功效 补气温阳。

主治 虚损劳怯，元气不足，倦怠乏力，少气畏寒；小儿痘疮，阳虚顶陷；血虚浆清，不能发起灌浆者。

特效方解析

1.辨证要点 本方以倦怠乏力、少气畏寒、脉细软为辨证要点。

2.加减变化 水肿者，加泽泻、猪苓、车前子；腹胀者，加木香、砂仁；肾阳虚者，加补骨脂、附子、肉苁蓉；呕吐痰涎者，加陈皮、半夏；阴虚者，去肉桂，加生地黄、麦冬、玄参；中焦虚寒者，加荜茇、干姜。

3.现代运用 本方常用于治疗慢性肾炎、慢性肝炎、慢性肾功能衰竭、哮喘、痘疹、过敏性紫癜、怔

参苓白术散
《太平惠民和剂局方》

组成 人参、白术、茯苓、炒山药各15克，白扁豆12克，甘草、莲子肉、薏苡仁各9克，砂仁、桔梗各6克。

用法 上药共为细末，每次服6克，大枣汤调下，小儿用量按岁数加减服之；或作汤剂，用量按原方比例酌定。

功效 益气健脾，渗湿止泻。

主治 脾虚夹湿证。症见饮食不化，胸脘痞闷，肠鸣泄泻，四肢无力，形体消瘦，面色萎黄，舌淡，苔白腻，脉虚缓。

特效方解析

1.辨证要点 本方温而不燥，是补气健脾、渗湿止泻的常用方剂。以面色萎黄、饮食不化、泄泻、舌淡、苔白腻、脉虚缓为辨证要点。

2.加减运用 兼里寒而腹痛者，加肉桂、干姜，以温中祛寒止痛。

3.现代运用 本方常用于治疗慢

性胃肠炎、贫血、肺结核、慢性支气管炎、慢性肾炎及妇女带下病等证属脾虚夹湿者。

4.使用注意 本方兼有保肺之功，后世用作"培土生金"的代表方，故脾肺气虚者均可用之。

升麻黄芪汤
《医学衷中参西录》

（组成） 生黄芪15克，当归12克，升麻、柴胡各6克。

（用法） 水煎服。

（功效） 益气升陷。

（主治） 气机下陷，小便淋沥不通，偶因呕吐咳嗽；或侧卧欠伸，可通少许。

特效方解析

1.辨证要点 本方以气机下陷、小便淋沥不通为辨证要点。

2.加减变化 气虚甚者，可重用黄芪；少腹坠胀者，加党参或红参；小便淋沥甚者，加木通；尿道灼热者，加甘草、牛膝、滑石。

3.现代运用 本方常用于治疗产后尿潴留、排尿异常等。

补中益气汤
《内外伤辨惑论》

（组成） 黄芪18克，炙甘草、白术各9克，人参、陈皮、柴胡、升麻各6克，当归3克。

（用法） 水煎服；或制成丸剂，每次服9~15克，每日2~3次，温开水或姜汤送下。

（功效） 补中益气，升阳举陷。

（主治） 脾胃气虚证：症见饮食减少，体倦肢软，少气懒言，面色苍白，大便稀溏，脉大而虚软。气虚下陷证：症见脱肛，子宫脱垂，久泻，久痢，崩漏，气短乏力，舌淡，脉虚。气虚发热证：症见身热，自汗，渴喜热饮，少气懒言，舌淡，脉虚大无力。

特效方解析

1.辨证要点 本方为补气升阳、甘温除热的代表方。以面色苍白、少气懒言、身热、自汗、舌淡、苔白、脉虚软为辨证要点。

2.加减变化 咳嗽者，加麦冬、五味子，以敛肺止咳；头痛者，加川芎、蔓荆子；头顶痛者，加细辛、藁本，以疏风止痛；兼腹中痛者，加白芍药，以柔肝止痛；兼气滞者，加枳壳、木香，以理气解郁。本方亦可用于虚人感冒，加紫苏叶少许，以增强辛散的作用。

3.现代运用 本方常用于治疗中气不足、气虚下陷的内脏下垂、久泻久痢、脱肛、重症肌无力、乳糜尿、慢性肝炎等。

4.使用注意 阴虚发热，内热炽盛者忌用。

生脉散

《医学启源》

1.辨证要点 本方为治疗气阴不足证的代表方剂。以汗多神疲、气短懒言、体倦乏力、咽干口渴、舌干红、脉虚弱为辨证要点。

2.加减变化 方中人参味甘性温，若属阴虚有热者，可用西洋参代替；病情急重者，全方用量宜加重。

3.现代运用 本方多用于治疗肺结核、慢性支气管炎、神经衰弱，以及心律失常等证属气阴两虚者。

4.使用注意 本方有收敛作用，如外邪未解或暑病热盛气津未伤者，都不宜使用。久咳肺虚、气阴两伤、纯虚无邪之时，方为适当。

组成 人参、麦冬各9克，五味子6克。

人参　　麦冬　　五味子
生脉散

用法 水煎服。

功效 益气生津，敛阴止汗。

主治 温热、暑热，耗气伤阴证：症见汗多神疲，体倦乏力，气短懒言，咽干口渴，舌干红、少苔，脉象虚数。久咳肺虚，气阴两虚证：症见干咳少痰，短气自汗，口干舌燥，脉虚细。

五味子

第二节

四物汤
《仙授理伤续断秘方》

组成 熟地黄12克，当归、白芍药各9克，川芎6克。

熟地黄　　当归　　白芍药

川芎
四物汤

用法 水煎服。

功效 补血活血。

主治 营血虚滞证。症见心悸失眠，头晕目眩，面色唇爪无华，妇人月经不调，量少或经闭不行，脐腹作痛，舌淡，脉细弦或细涩。

特效方解析

1.辨证要点 本方是补血调经的基础方剂。以心悸失眠、头晕目眩、面色唇爪无华、舌淡、脉细弦或细涩为辨证要点。

2.加减变化 血虚有寒者，加肉桂、炮姜，以温阳散寒、温通血脉；血虚兼热者，可加牡丹皮、黄芩，以清热凉血；妊娠胎漏者，可加阿胶、艾叶、炙甘草，以养血安胎；为血虚气滞所致之痛经者，可加入香附、延胡索，以加强调经的功效；兼气虚者，可加党参、黄芪、白术，以补气生血；兼有瘀血者，可加丹参、桃仁、红花，以活血化瘀。

3.现代运用 本方多用于治疗血液系统、循环系统等的病变，尤其妇科病证最为常用，贫血、过敏性紫癜、荨麻疹、神经性头痛等证属营血虚滞者均可应用。

4.使用注意 阴虚发热，以及血崩气脱证患者不宜使用。

临床报道

韦枝红采用加味四物汤治疗痛经66例，取得较满意疗效。治疗组于月经来潮前3天开始用加味四物汤治疗，每日1剂，水煎服，持续6天，3个月为1个疗程。对照组用消炎痛（吲哚美辛）50毫克，每日3次，逢经期第一天起口服至月经干净。结果：治疗组66例，治愈55例，有效10例，无效1例，总有效率为98.48%，复发2例（占3.03%）；对照组60例，有效47例，无效13例，总有效率为78.33%，复发60例（复发率为100%）。两组临床疗效有显著性差异（$P < 0.01$）。［韦枝红.加味四物汤治疗痛经66例[J].实用中医药杂志，2000，16（1）：24.］

当归补血汤

《内外伤辨惑论》

组成 黄芪30克，当归（酒洗）6克。

用法 以水二盏，煎至一盏，去滓，空腹时温服。

功效 补气生血。

主治 血虚阳浮发热证。症见肌热面赤，烦渴欲饮，脉洪大而虚、重按无力。亦治妇人经期、产后血虚发热头痛；或疮疡溃后，久不愈合者。

特效方解析

1.辨证要点 本方为补气生血的基础方，也是体现李东垣"甘温除热"治法的代表方。临床应用时除肌热面赤、烦渴欲饮外，以脉洪大而虚、重按无力为辨证要点。

2.加减变化 疮疡久溃不愈、气血两虚而又余毒未尽者，可加甘草、金银花，以清热解毒；妇女经期或产后感冒发热头痛者，加淡豆豉、生姜、葱白、大枣，以疏风解表；血虚气弱出血不止者，可加阿胶、煅龙骨、山茱萸，以固涩止血。

3.现代运用 本方可用于治疗妇人经期、产后发热等证属血虚阳浮者，以及各种贫血、过敏性紫癜等证属血虚气弱者。

4.使用注意 阴虚发热证患者忌用。

临床报道

王波用当归补血汤加味治疗冠心病心绞痛获得较好疗效。治疗组80例，用当归补血汤加味；对照组40例，用消心痛（异山梨酯）。两组均用生理盐水500毫升加维生素C 2克，静脉点滴每日1次，30天为1个疗程。观察期间心绞痛发作可舌下含服硝酸甘油。临床疗效：治疗组显效26例，有效45例，无效9例，总有效率为88.75%；对照组显效10例，有效17例，无效13例，总有效率为67.50%。两组比较有显著差异（$P < 0.05$）。心绞痛疗效：治疗组显效47例，有效25例，无效8例，总有

效率为90.00%；对照组显效17例，有效12例，无效11例，总有效率为72.50%。两组比较有显著差异（$P<0.05$）。心电图疗效：治疗组显效7例，有效28例，无效45例，总有效率为43.75%；对照组显效5例，有效9例，无效26例，总有效率为35.00%。两组比较无显著差异（$P>0.05$）。（王波.当归补血汤加味治疗冠心病心绞痛临床观察 [J].天津中医，2000，17（3）：4.）

归脾汤

《正体类要》

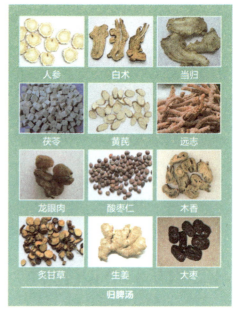

人参	白术	当归
茯苓	黄芪	远志
龙眼肉	酸枣仁	木香
炙甘草	生姜	大枣

归脾汤

（**组成**） 人参6克，白术、当归、白茯苓（茯苓去赤茯苓）、黄芪、远志（炒）、龙眼肉、酸枣仁（炒）各3克，木香1.5克，炙甘草1克。

（**用法**） 加生姜、大枣，水煎服。

（**功效**） 益气补血，健脾养心。

（**主治**） 心脾气血两虚证：症见心悸怔忡，健忘失眠，盗汗，体倦食少，面色萎黄，舌淡，苔薄白，脉细弱。脾不统血证：症见便血，皮下紫癜，崩漏，月经超前、量多色淡或淋漓不止，舌淡。

特效方解析

1.辨证要点 本方是治疗心脾气血两虚证的常用方。临床应用以心悸怔忡、健忘失眠、体倦食少、便血、崩漏、舌淡、脉细弱为辨证要点。

2.加减变化 崩漏下血偏热者，加阿胶珠、生地黄炭、棕榈炭，以清热止血；偏寒者，可加炮姜炭、艾叶炭，以温经止血。

3.现代运用 本方常用于治疗功能失调性子宫出血、胃及十二指肠溃疡出血、再生障碍性贫血、神经衰弱、血小板减少性紫癜、心脏病等证属心脾气血两虚及脾不统血者。

4.使用注意 痰多湿盛者，慎用。

第三节 气血双补

八珍汤（八珍散）

《瑞竹堂经验方》

组成 人参、白术、白茯苓、当归、川芎、白芍药、熟地黄、炙甘草各30克。

用法 上咀，每服三钱（9克），水一盏半，加生姜五片，大枣一枚，煎至七分，去滓，不拘时候，通口服。现代用法：或作汤剂，加生姜3片，大枣5枚，水煎服，用量根据病情酌定。

功效 益气补血。

主治 气血两虚证：症见面色苍白或萎黄，头晕目眩，四肢倦怠，气短懒言，心悸怔忡，饮食减少，舌淡，苔薄白，脉细弱或虚大无力。

1.辨证要点 本方是治疗气血两虚证的常用方。临床应用以气短懒言、心悸怔忡、舌淡、脉细无力为辨证要点。

2.加减变化 以气虚为主、气短乏力明显者，可加大人参、白术的用量；以血虚为主、眩晕心悸明显者，可加大地黄、白芍药的用量；兼见不寐者，可加五味子、酸枣仁。

3.现代运用 本方常用于治疗病后虚弱、各种慢性病、妇女月经不调等证属气血两虚者。

泰山磐石散

《古今医统大全》

组成 人参、黄芩各5～10克，黄芪、熟地黄、糯米各10～20克，当归、川续断、白芍药、白术各10～15克，炙甘草、砂仁各3～5克，川芎3～4克。

用法 上用水一盅半，煎七分，食远服。但觉有孕，三五日常用一服，四月之后方无虑也。现代用法：水煎服。

功效 益气健脾，养血安胎。

主治 滑胎：症见胎动不安或有滑胎宿疾，面色萎白，倦怠乏力，不思饮食，舌淡，苔薄白，脉滑而无力。

特效方解析

1.辨证要点 本方为补虚安胎的常用方。以倦怠乏力、胎动不安、脉滑而无力为辨证要点。

2.加减变化 应视气、血、肝、肾虚损的轻重调剂药量。气虚明显者，重用黄芪、人参；血虚重者，多用熟地黄；肾虚重者，常加桑寄生、山茱萸、杜仲等，以滋肾养肝。

3.现代运用 本方常用于治疗先兆流产、习惯性流产等证属气血两虚者。

炙甘草汤（复脉汤）

《伤寒论》

组成 炙甘草12克，生姜（切）、桂枝（去皮）各9克，人参、阿胶各6克，生地黄30克，麦冬（去心）、火麻仁各12克，大枣（擘）10枚。

用法 原方九味，以清酒七升，水八升，先煮八味，取三升，去滓。内胶烊消尽，温服一升，日三服。现代用法：水中加白酒60毫升煎药取汁，再入阿胶烊消后服用。

功效 滋阴养血，益气通阳。

主治 心脏阴阳气血俱虚：症见脉

炙甘草汤

结代，心动悸，虚羸少气，舌淡或淡嫩而干红、少苔。肺痿：症见咳嗽，涎唾多，短气羸瘦，心悸，自汗，咽干舌燥，大便干结，脉虚数或迟者。

特效方解析

1.辨证要点 本方为阴阳气血并补的方剂。临床应用以脉结代、心悸、虚羸少气、舌淡、少苔为辨证要点。

2.加减变化 据相关人士临证体会，若患者大便不干而心悸失眠，可用酸枣仁代麻仁。但在一般情况下，还是用麻仁疗效为好，对大便郁结者尤为适宜。

3.现代运用 本方常用于治疗冠心病、病毒性心肌炎、风湿性心脏病等证属阴阳气血俱虚者。

4.使用注意 本方药性偏温燥，

阴虚火旺者慎用。

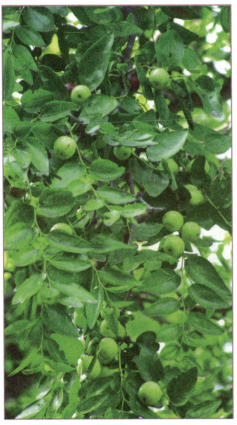
大枣

固本止崩汤
《傅青主女科》

组成 人参6克，黄芪12克，白术、当归各9克，熟地黄30克，黑姜3克。

用法 水煎服。

功效 补气血，固本止崩。

主治 突然血崩，甚则不省人事，头晕，气短乏力，汗出，面色苍白，手足不温，饮食不佳，舌淡，苔薄白，脉弱或沉弱。

特效方解析

1.辨证要点 本方以突然血崩、气短乏力、面色苍白、舌淡、苔薄白、脉弱或沉弱为辨证要点。

2.加减变化 脾虚甚者，加白术至30克，加山药、大枣；血虚者，加芍药、何首乌、桑寄生；出血量多者，去当归，加乌贼骨、升麻；久漏不止者，加益母草、黑荆芥、木香。

3.现代运用 本方常用于治疗功能失调性子宫出血、子宫肌瘤、月经不调、产后恶露不绝、上环后出血等。

4.使用注意 若血崩数日，血下数斗，六脉俱无，鼻中微微有息，不可遽服此方，恐气将脱不能受峻补也。

乌鸡白凤丸
《中药制剂手册》

组成 净乌鸡640克，熟地黄250克，当归144克，芍药、人参、山药、鹿角胶、香附、丹参各128克，川芎、鳖甲、天冬、芡实各64克，鹿角霜、桑螵蛸、煅牡蛎各48克，黄芪32克，银柴胡20克。

用法 上药研末，炼蜜为丸，每丸约重9克，每服1丸，每日服2次，温开水送下。

功效 益气养血，调经止带。

主治 妇女体虚，月经不调，经行腹痛，崩漏，带下病，腰腿酸痛。

特效方解析

1.辨证要点 本方为治疗气血亏损的方剂。临床应用以身体瘦弱、腰酸腿软、阴虚盗汗、经行腹痛、舌淡、苔薄、脉细弱为辨证要点。

2.现代运用 本方常用于治疗月经不调、崩漏、带下病、青春期无排卵性功能失调性子宫出血、痛经、闭经、再生障碍性贫血、血小板减少、慢性肝炎、神经性耳鸣、前列腺增生、尿频、尿急、产后恶露不净等。

3.使用注意 妇女瘀滞痛经者忌用。

第四节
补阴

六味地黄丸
《小儿药证直诀》

组成 熟地黄24克，茱萸、干山药各12克，泽泻、牡丹皮、茯苓（去皮）各9克。

熟地黄　　茱萸　　干山药
泽泻　　牡丹皮　　茯苓

六味地黄丸

用法 上为末，炼蜜为丸，如梧桐子大。空心温水化下三丸。现代用法：亦可水煎服。

功效 滋补肝肾。

主治 肝肾阴虚证。症见腰膝酸软，头晕目眩，耳鸣耳聋，盗汗，遗精，消渴，骨蒸潮热，手足心热，口燥咽干，牙齿动摇，足跟作痛，小便淋沥，小儿囟门不合，舌红、少苔，脉沉细数。

1.**辨证要点**　本方是治疗肝肾阴虚证的基础方。临床应用以腰膝酸软、头晕目眩、口燥咽干、舌红、少苔、脉沉细数为辨证要点。

2.**加减变化**　兼脾虚气滞者，加砂仁、白术、陈皮等，以健脾和胃；虚火明显者，加玄参、知母、黄柏等，以加强清热降火的功效。

3.**现代运用**　本方常用于治疗慢性肾炎、糖尿病、高血压病、肾结核、肺结核、甲状腺功能亢进、中心性视网膜炎及无排卵性功能失调性子宫出血、更年期综合征等证属肾阴虚弱者。

4.**使用注意**　脾虚泄泻者慎用。

临床报道

宁文浩用六味地黄丸治疗复发性口疮38例，早、晚各1丸，10天为1个疗程。34例患者经1~3个疗程治疗后，口疮消失无反复，4例患者偶有轻微复发，再服1~3个疗程痊愈。38例随访均未再复发。（宁文浩.六味地黄丸治疗复发性口疮38例[J].新中医，2002，34（3）：58.）

左归丸

《景岳全书》

组成　熟地黄240克，山药（炒）、枸杞子、山茱萸、鹿角胶（敲碎，炒珠）、龟板胶（切碎，炒珠）、菟丝子（制）各120克，川牛膝（酒洗蒸熟）90克。

用法　上先将熟地黄蒸烂，杵膏，炼蜜为丸，如梧桐子大。每食前用滚汤或淡盐汤送下百余丸（9克）。现代用法：水煎服，用量按原方比例酌减。

功效　滋阴补肾，填精益髓。

主治　真阴不足证。症见头晕目眩，腰酸腿软，遗精，滑泄，自汗，盗汗，口燥舌干、红，少苔，脉细。

1.**辨证要点**　本方为治疗真阴不足证的常用方。临床应用以头晕目眩、腰酸腿软、舌红、少苔、脉细为辨证要点。

2.**加减变化**　真阴不足、虚火上炎者，去鹿角胶、枸杞，加麦冬、女贞子，以养阴清热；兼气虚者，可加人参，以补气；夜热骨蒸者，加地骨皮，以清热除蒸；火烁肺金、干咳少痰者，加百合，以润肺止咳；小便不利、不清者，加茯苓，以利水渗湿；大便燥结者，去菟丝子，加肉苁蓉，以润肠通便。

3.**现代运用**　本方常用于治疗更年期综合征、老年骨质疏松症、闭经、月经量少等证属肾阴不足、精髓亏虚者。

4.使用注意 方中药物以阴柔滋润为主，久服易滞脾碍胃，故脾虚泄泻者慎用。

川牛膝

大补阴丸

《丹溪心法》

（组成） 熟地黄、龟板各18克，黄柏、知母各12克。

（用法） 以上四味，研为细末，猪脊髓适量蒸熟，捣为泥状，炼蜜为丸，每次服6～9克，淡盐开水送服；或作汤剂，用量按原方比例酌定。

（功效） 滋阴降火。

（主治） 阴虚火旺证。症见骨蒸潮热，盗汗遗精，咳嗽咯血，心烦易

怒，足膝痛热，舌红、少苔，尺脉数而有力。

1.辨证要点 本方为治疗阴虚火旺证的常用方。以骨蒸潮热、舌红、少苔、尺脉数而有力为辨证要点。

2.加减变化 咳嗽、咳痰不畅者，可加贝母、百部、款冬花，以润肺止咳；咯血、呕血者，可加仙鹤草、白茅根，以止血；阴虚较重者，可加麦冬、天冬，以养阴润燥；盗汗甚者，可加牡蛎、浮小麦，以敛津止汗。

3.现代运用 甲状腺功能亢进、骨结核、肾结核、糖尿病等证属阴虚火旺者，可用本方加减治疗。

4.使用注意 脾胃虚弱、食少便溏，以及火热属实证者不宜使用。

临床报道

张越林用大补阴丸加减治疗血精症28例。药物组成：黄柏、知母、阿胶（烊化）、牡丹皮各10克，熟地黄、生蒲黄各12克，白茅根30克。每日1剂，10天为1个疗程，可连服3个疗程。结果：1个疗程治愈者3例，2个疗程治愈者9例，3个疗程治愈者14例，共治愈26例，治愈率为93%。随访：5年未复发者4例，4年未复发者8例，3年未复发者5例，2年未复发者

3例，1年未复发者3例，复发3例。（张越林.大补阴丸加减治疗血精症28例临床体会[J].北京中医，2000，19（6）：39.）

虎潜丸

《丹溪心法》

组成 黄柏150克，龟板120克，知母、熟地黄、陈皮、芍药各60克，锁阳45克，虎骨30克，干姜15克。

用法 研为细末，和蜜为丸，每丸约重10克，早、晚各服1丸，淡盐汤或开水送下。也可用饮片作汤剂，水煎服，各药剂量按原方比例酌减。

功效 滋阴降火，强壮筋骨。

主治 肝肾不足，阴虚内热。症见腰膝酸软，筋骨酸弱，腿足消瘦，步履乏力，舌红，少苔，脉细弱。

用虎骨强壮筋骨，锁阳温阳益精、养筋润燥，加陈皮、干姜温中健脾、理气和胃，既可防止因知母、黄柏苦寒败胃，又能使滋养甘润补而不滞。诸药配伍，共具滋阴降火、强壮筋骨之功。于是气血交流，阴阳相济，由热清而至步健。

特效方解析

1.辨证要点 本方以筋骨酸弱、腿足消瘦、舌红、少苔、脉细弱为辨证要点。

2.加减变化 懒言语者，加山药；脾虚者，加白术、山药；肌肉萎缩者，加鹿筋、淫羊藿、薏苡仁；痿证者，加川续断、杜仲、菟丝子。

3.现代运用 本方常用于治疗进行性肌萎缩，脊髓或颅内病变引起的肌萎缩性瘫痪、膝关节结核、小儿麻痹症、下肢慢性骨髓炎所致之筋骨痿软、颅内血肿清除术后遗症、带下病等。

4.使用注意 凡脾胃虚弱、痰湿风寒、湿热浸淫所致痿证，不宜用本方投治。（因虎为国家珍稀保护动物，虎骨已被禁止使用，可用替代品。）

一贯煎

《续名医类案》

组成 北沙参、麦冬、当归身各9克，生地黄18～30克，枸杞子9～18克，川楝子4.5克。

用法 水煎服。

功效 滋阴疏肝。

肝肾阴虚，肝气不舒证。症见胸脘胁痛，吞酸吐苦，咽干口燥，舌红，少津，脉细数或虚弦。亦治疝气瘕聚。

 第五节
补阳

肾气丸

《金匮要略》

组成 干地黄240克，山茱萸、山药各120克，泽泻、茯苓、牡丹皮各90克，桂枝、附子各30克。

用法 上药研末，炼蜜为丸，每次服6～9克，每日1～2次，开水或淡盐汤送下；或作汤剂，用量按原方比例酌定。

功效 补肾助阳。

主治 肾阳不足证。症见腰痛腿软，下半身常有冷感，少腹拘急，小便不利或小便反多，阳痿，早泄，舌淡而胖，脉虚弱而尺脉沉细。亦可治痰饮、水肿、消渴、脚气等。

1.辨证要点 本方为治疗肾阳不足证的代表方。以腰酸腿软、小便不利或小便反多、舌淡而胖、脉虚弱而尺脉沉细为辨证要点。肾阳不足，不能化气行水而致的痰饮；肾阳不足，不能蒸化津液而致的消渴；因肾阳虚

1.辨证要点 本方为治疗肝肾阴亏气滞所致胸脘胁痛的常用方。以胸脘胁痛、吞酸吐苦、舌红、少津、脉虚弦为辨证要点。

2.加减变化 虚热或汗多者，可加地骨皮；舌红而干、阴亏较甚者，可加石斛；烦热而渴者，可加石膏、知母；痰多者，可加贝母；口苦燥者，可加少量黄连；胸胁胀痛、按之硬者，可加鳖甲；腹痛者，可加甘草、芍药；大便秘结者，可加瓜蒌仁；双腿酸软者，可加薏苡仁、牛膝；不寐者，可加酸枣仁。

3.现代运用 本方常用于治疗胃及十二指肠溃疡、神经官能症、慢性胃炎、慢性肝炎、胸膜炎、高血压、肋间神经痛、妇女月经病等证属肝肾阴虚者。

4.使用注意 本方滋腻药较多，兼有停痰积饮而舌苔白腻者不宜使用。

特效处方大全 彩图版

弱而致的脚气，均可用本方治疗。

2.加减变化 现代多用熟地黄替干地黄、肉桂替桂枝，以增强温补肾阳的功效。

3.现代运用 本方常用于治疗慢性肾炎、肾性水肿、醛固酮增多症、糖尿病、甲状腺功能低下、肾上腺皮质功能减退、神经衰弱综合征、哮喘、慢性支气管炎、更年期综合征等证属肾阳不足者。

4.使用注意 咽干口燥，舌红、少苔等证属肾阳不足、虚火上火者，不宜使用。

右归丸
《景岳全书》

 熟地黄240克，山药（炒）、菟丝子（制）、鹿角胶（炒珠）、杜仲（姜汁炒）各120克，山茱萸（微炒）、枸杞子（微炒）、当归各90克，肉桂60克，制附子60克，可渐加至180克。

用法 上先将熟地黄蒸烂杵膏，炼蜜为丸，如梧桐子大。每服百余丸（6～9克），食前用滚汤或淡盐汤送下；或丸如弹子大，每嚼服两三丸（6～9克），以滚白汤送下。现代用法：水煎服，用量按原方比例酌减。

功效 温补肾阳，填精益髓。

主治 肾阳不足，命门火衰证。症见年老或久病气衰神疲，畏寒肢冷，腰膝酸软，阳痿，遗精，阳衰无子，饮食减少，大便不实，小便自遗，舌淡，苔白，脉沉而迟。

 特效方解析

1.辨证要点 本方为治疗肾阳不足，命门火衰证的常用方。临床应用以气衰神疲、畏寒肢冷、腰膝酸软、脉沉而迟为辨证要点。

2.加减变化 饮食减少，不易消化，或呕恶吞酸者，加干姜，以温中散寒；腹痛不止者，加吴茱萸（炒），以散寒止痛；腰膝酸痛者，加胡桃肉，以补肾助阳、益髓强腰；阳虚精滑或带浊、便溏者，加补骨脂，以补肾固精、止泻；阳衰气虚者，加人参，以补气；肾泄不止者，加肉豆蔻、五味子，以涩肠止泻；阳痿者，加肉苁蓉、巴戟天，以补肾壮阳。

3.现代运用 本方可用于治疗肾病综合征、老年骨质疏松症、精少、贫血、白细胞减少症等证属肾阳不足者。

4.使用注意 本方纯补无泻，故对肾虚兼有湿浊者，不宜使用。

菟丝子

五子衍宗丸

《摄生众妙方》

组成 菟丝子、枸杞子各240克，覆盆子120克，车前子60克，五味子30克。

用法 上药共研细末，炼蜜为丸。每服6～9克，每日服2～3次，开水或淡盐汤送服。亦可用饮片作汤剂，水煎服，用量按原方比例酌减。

功效 温阳益肾，补精添髓，种嗣衍宗。

主治 肾虚遗精，阳痿，早泄，小

便淋沥不尽，精寒无子，闭经，带下稀薄，腰酸膝软，须发早白，夜尿多，舌淡嫩，苔薄，脉沉细软。

1.辨证要点 临床应用以肾气不足、下元亏损引起的阳痿、早泄、不育不孕、舌淡嫩，苔薄、脉沉细软为辨证要点。

2.加减变化 阳虚者，加鹿茸、肉苁蓉、肉桂、巴戟肉；阴虚者，加山茱萸、熟地黄、天冬；阴阳两虚者，加龟板、鹿角、人参；小儿遗尿者，加鸡内金、补骨脂；多尿者，加桑螵蛸、益智仁；阳痿者，加淫羊藿、仙茅、锁阳、狗肾；遗精者，加芡实、金樱子、莲须。

3.现代运用 本方常用于治疗阳痿、慢性肾炎、不育症、不孕症、夜尿多、小儿遗尿、癃闭、闭经、中心性浆液性脉络膜视网膜病变等。

特效处方大全 彩图版

第六节
阴阳双补

龟鹿二仙胶

《医便》

组成 鹿角（用新鲜麋鹿杀角，解的不用，马鹿角不用，去角脑梢骨二寸绝断，劈开，净用）5000克，龟板（去弦，洗净，捶碎）2500克，人参450克，枸杞子900克。

鹿角　龟板　人参

枸杞子

龟鹿二仙胶

用法 上前三味袋盛，放长流水内浸三日，用铅坛一只（如无铅坛，底下放铅一大片亦可）。将角并甲（龟板）放入坛内，用水浸，高三五寸，黄蜡三两封口，放大锅内，桑柴火煮

七昼夜。煮时坛内一日添热水一次，勿令沸起，锅内一日添水五次，候角酥取出，洗，滤净去滓。其滓即鹿角霜、龟甲霜也。将清汁另放。另将人参、枸杞子用铜锅以水三十六碗，熬至药面无水，以新布绞取清汁，将滓置石臼水捶捣细，用水二十四碗又熬如前；又滤又捣又熬，如此三次，以滓无味为度。将前龟、鹿汁并参、杞汁和入锅内，文火熬至滴水成珠不散，乃成胶也。每服初起一钱五分（4.5克），十日加五分（1.5克），加至三钱（9克）止，空心酒化下，常服乃可。现代用法：上用铅坛熬胶，初服4.5克（酒服），渐加至9克，空心时服用。

功效 滋阴填精，益气壮阳。

主治 真元虚损，精血不足证。症见全身瘦削，阳痿，遗精，两目昏花，腰膝酸软，久不孕育。

特效方解析

1.辨证要点 本方为阴阳气血同补的方剂，既能滋补肝肾，又可补益脾胃。临床应用以腰膝酸软、两目昏花、阳痿、遗精为辨证要点。

2.加减变化 兼有眩晕者，加杭菊花、明天麻，以息风止晕；遗精频作者，加金樱子、山茱萸，以补肾固精。

3.现代运用 本方常用于治疗

内分泌障碍引起的发育不良、重症贫血、神经衰弱综合征，以及性功能减退等证属阴阳两虚者。

4.使用注意 本方纯补，不免滋腻，故脾胃虚弱而食少便溏者不宜使用，或合用四君子汤以助运化。

七宝美髯丹

《本草纲目》引《积善堂方》

组成 赤、白何首乌（米泔水浸三四日，用瓷片刮去皮，淘净黑豆400克，以砂锅木甑铺豆及何首乌，重重铺盖，蒸之。熟取出，去豆曝干，换豆再蒸，如此九次，晒干，为末）各30克，赤、白茯苓（去皮，研末，以水淘去筋膜及浮者，取沉者捻块，以牛乳十碗浸匀，晒干，研末）各20克，牛膝（去苗，酒浸一日，同何首乌第七次蒸之，至第九次止，晒干）、当归（酒浸，晒）、枸杞子（酒浸，晒）、菟丝子（酒浸生芽，研烂，晒）各10克，补骨脂（以黑芝麻炒香）5克。

用法 上药用石臼捣为末，炼蜜和丸，如弹子大，每次一丸，每日三次，清晨温酒下，午时姜汤下，卧时盐汤下。现代用法：为蜜丸，每服9克，每日服2次；淡盐水送服。

功效 补益肝肾，乌发壮骨。

主治 肝肾不足证。症见须发早白，脱发，齿牙动摇，腰膝酸软，梦遗滑精，肾虚不育等。

特效方解析

1.辨证要点 本方为平补肝肾、兼顾阴阳的方剂。以须发早白、脱发、腰膝酸软为辨证要点。

2.加减变化 脾胃虚弱者，酌配白术、山药、砂仁等健脾和胃之品。

3.现代运用 本方常用于治疗早衰所致之白发、脱发、贫血、神经衰弱、牙周病、附睾炎、男子不育、病后体虚等证属肝肾不足者。

4.使用注意 本方配制忌用铁器。

第八章

固涩特效方

图一 黄芪饮片

第一节
固表止汗

牡蛎散

《太平惠民和剂局方》

组成 黄芪（去苗、土）、麻黄根（洗）、牡蛎（米泔浸，刷去土，火烧通赤）各30克。

黄芪　　麻黄根　　牡蛎

牡蛎散

用法 上三味为粗散。每服三钱（9克），水一盏半，小麦二两（30克），同煎至八分，去渣热服，日二服，不拘时候。现代用法：为粗散，每服9克，加小麦30克，水煎温服；亦作汤剂，用量按原方比例酌减，加小麦30克，水煎温服。

功效 敛阴止汗，益气固表。

主治 体虚自汗、盗汗证。症见常自汗出，夜卧更甚，心悸，短气烦倦，舌淡红，脉细弱。

本方与玉屏风散均可用于治疗卫气虚弱、腠理不固所致之自汗。但本方补敛并用且以固涩为主，为收敛止汗的代表方，善治体虚卫外不固，又复心阳不潜所致之自汗、盗汗。玉屏风散则以补气为主，以补为固，属于补益剂，且黄芪、防风相配，补中寓散，故宜于表虚自汗或虚人易感风者。

《医方集解》中的牡蛎散方将小麦改为浮小麦，则止汗之力更强，但养心之功稍逊。

特效方解析

1.辨证要点 本方为治疗体虚卫外不固，又复心阳不潜所致自汗、盗汗的常用方。临床应用以汗出、心悸、短

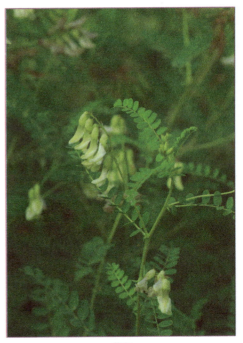

黄芪

气、舌淡红、脉细弱为辨证要点。

2.加减变化 自汗者，应重用黄芪，以固表；盗汗者，可再加糯稻根、稽豆衣，以止汗，疗效更佳；气虚明显者，可加白术、人参，以益气；偏于阴虚者，可加白芍药、生地黄，以养阴。

3.现代运用 本方常用于治疗病后、手术后或产后身体虚弱、自主神经功能失调、肺结核等证属体虚卫外不固，又复心阳不潜者。

4.使用注意 阴虚火旺之盗汗患者忌用。

玉屏风散

《医方类聚》

组成 防风30克，黄芪（蜜炙）、白术各60克。

防风　　黄芪　　白术
玉屏风散

用法 上药共为粗末，每次服6~9克，每日服2次；亦可作汤剂，用量按原方比例酌定。

功效 益气固表，止汗。

主治 表虚自汗。症见汗出恶风，面色苍白，舌淡，苔薄白，脉浮虚。亦治虚人腠理不固，易于感冒。

本方与桂枝汤均可治疗表虚自汗。但本方功专固表止汗，以治卫虚不固所致之自汗为主；桂枝汤则能解肌发表、调和营卫，以治外感风寒、营卫不和所致之自汗为主。

特效方解析

1.辨证要点 本方为治表虚自汗的常用方剂。临床以汗出恶风、面色苍白、舌淡、脉浮虚为辨证要点。

2.加减变化 表虚外感风邪、汗出不解、脉缓者，可合桂枝汤，以解肌祛风、固表止汗；自汗较甚者，可加牡蛎、浮小麦等，以加强固表止汗的作用。

3.现代运用 卫虚不固所致的感冒、上呼吸道感染、过敏性鼻炎均可用本方酌情加减治之。

4.使用注意 外感自汗或阴虚盗汗患者不宜使用。

临床报道

杨百京用玉屏风散合桂枝龙牡汤为主加减治疗重症自汗45例，并设以谷维素、维生素C、维生素B等综合治疗的30例为对照组。经过2周治疗后，治疗组显效20例，有效23

例，无效2例，总有效率为95.56%；对照组显效4例，有效20例，无效6例，总有效率为80.00%，两组比较有显著性差异（*P*<0.05）。[杨百京.玉屏风散合桂枝龙牡汤治疗重症自汗45例[J].四川中医，2002，20（3）：43.]

当归六黄汤

《兰室秘藏》

组成 当归、生地黄、熟地黄、黄柏、黄芩、黄连各6克，黄芪12克。

用法 原方为粗末，每服五钱，水二盏，煎至一盏，食前服。小儿减半

当归　　生地黄　　熟地黄

黄柏　　黄芩　　黄连

黄芪

当归六黄汤

服之。现代用法：水煎服，用量按原方比例酌情增减。

功效 滋阴泻火，固表止汗。

主治 阴虚火旺，盗汗发热，面赤心烦，口干唇燥，便难溲赤，舌红，脉数。

1.辨证要点 本方是治疗阴虚火旺，盗汗发热的常用方。临证应用以盗汗发热、面赤心烦、溲赤、舌红、脉数为辨证要点。

2.加减变化 本方固涩之力不足，故盗汗严重者可酌加浮小麦或麻黄根、牡蛎等，疗效更佳。

3.现代运用 本方可用于治疗甲状腺功能亢进、糖尿病、结核病、更年期综合征等证属阴虚火旺者。

4.使用注意 本方滋阴泻火之力甚强，故宜用于阴虚火旺、中气强盛者。脾胃虚弱、纳减便溏者不宜用之，以免苦寒重伤胃气。

特效处方大全　彩图版

第二节
敛肺止咳

九仙散

王子昭方，录自《卫生宝鉴》

组成 贝母15克，人参、款冬花、桑白皮、桔梗、五味子、阿胶、乌梅各30克，罂粟壳（去顶，蜜炒黄）240克。

用法 上为细末，每服三钱（9克），白汤点服，嗽止后服。现代用法：为末，每服9克，温开水送下；亦可作汤剂，水煎服，用量按原方比例酌定。

功效 敛肺止咳，益气养阴。

主治 久咳肺虚证。症见久咳不止，咳甚则气喘自汗，痰少而黏，脉虚数。

特效方解析

1.辨证要点 本方为治疗久咳肺虚、气阴耗伤的常用方。临床应用以久咳不止、气喘自汗、脉虚数为辨证要点。

2.加减变化 虚热明显者，可加麦冬、地骨皮、玄参，以加强润肺清热的功效。

3.现代运用 本方常用于治疗慢性支气管炎、肺结核、肺气肿、支气管哮喘、百日咳等证属久咳肺虚、气阴两亏者。

4.使用注意 凡外感咳嗽、痰涎壅肺咳嗽者，皆应忌用，以免留邪为患。本方含罂粟壳，可用其他药材替换并在专业医师指导下谨慎使用。

贝母

第三节
涩肠固脱

真人养脏汤

《太平惠民和剂局方》

组成 罂粟壳、芍药各15克，诃子12克，人参、白术各9克，肉豆蔻、当归、炙甘草各6克，木香4.5克，肉桂3克。

用法 上药为粗末，每次取6克，水500毫升，煎至200毫升，分3次，食前温服。忌酒、生冷、鱼腥、油腻之物。

功效 涩肠止泻，温中补虚。

主治 久泻久痢。症见泻痢无度，大便滑脱不禁，甚或脱肛坠下，腹痛，不思饮食，舌淡，苔白，脉迟细。

特效方解析

1.辨证要点 本方为脾肾虚寒、久泻久痢者而设。以大便滑脱不禁、腹痛、不思饮食、舌淡、苔白、脉迟细为辨证要点。

2.加减变化 下痢完谷不化、泄泻不止、四肢不温、脉沉微者，可加干姜、附子，以温阳祛寒；兼见脱肛者，可加升麻、黄芪，以升阳益气。

罂粟壳　　芍药　　诃子

人参　　白术　　肉豆蔻

当归　　炙甘草　　木香

肉桂

真人养脏汤

诃子

3.现代运用 本方常用于治疗慢性肠炎、慢性结肠炎、小儿泄泻、慢性痢疾、肠结核等证属脾肾虚寒者。

4.使用注意 下痢或泄泻，初起邪实，积滞未去者，禁用本方。本方含罂粟壳，可用其他药材替换并在专业医师指导下谨慎使用。

桃花汤

《伤寒论》

组成 赤石脂（一半全用，一半筛末）20克，粳米15克，干姜12克。

用法 上三味，以水七升，煮米令熟，去滓，温服七合，内赤石脂末方寸匕，日三服。若一服愈，余勿服。现代用法：水煎服。

功效 温中涩肠，止痢。

主治 虚寒久痢。症见下痢不止，便脓血，色黯不鲜，日久不愈，腹痛喜温、喜按，舌淡，苔白，脉迟弱或微细。

本方以重涩之赤石脂配辛温之干姜，温中涩肠而止痢，乃涩中寓温，以涩为主。

1.辨证要点 本方为涩肠止痢的方剂。以便脓血、色黯不鲜、日久不愈、腹痛喜温或喜按、舌淡、苔白、脉迟弱为辨证要点。

2.加减变化 腹痛甚者，加白芍药，以养血柔肝、止痛；阳虚阴寒盛者，加附子、人参、炙甘草，以补虚散寒。

3.现代运用 本方常用于治疗慢性细菌性痢疾、慢性阿米巴痢疾、胃及十二指肠溃疡出血、慢性结肠炎、功能失调性子宫出血等证属阳虚阴盛、下焦不固者。

4.使用注意 热痢便脓血、里急后重、肛门灼热者，切忌应用。

临床报道

消化系统疾病：桃花汤可治疗急、慢性痢疾，阿米巴痢疾，肠炎，久泻等病。治一女性患者，37岁，患痢疾45日，经多种中西药无效，投桃花汤合左金丸后，病情缓解。此外，还有人用其治疗虚寒性吐血、便血及肠伤寒出血，也取得较好疗效。

妇科疾病：治疗妇女崩漏、带下病。临床用本方和四神丸治疗带下病取得满意效果。有用桃花汤改散（赤石脂100克、干姜60克，分研极细末，调匀备用）治下焦虚寒所致之功能失调性子宫出血，获良效。

四神丸

《内科摘要》

组成 补骨脂120克，肉豆蔻、五味子各60克，吴茱萸30克。

四神丸

用法 上药共为细末，以生姜四两（120克）、大枣五十枚同煮，取枣肉，和末为丸，每服二至三钱（6～9克），空腹或食前温开水送下。现代用法：作汤剂，水煎服，用量按原方比例酌减。

功效 温肾暖脾，涩肠止泻。

主治 肾泄。症见五更泄泻，不思饮食，久泻不愈，腹痛腰酸肢冷，神疲乏力，舌淡胖，苔薄白，脉沉迟无力。

1. **辨证要点** 本方是治疗脾肾虚寒、五更泄泻的专用方。以五更泄泻、不思饮食、舌淡胖、苔薄白、脉沉迟无力为辨证要点。

2. **加减变化** 久泻气陷脱肛者，可加党参、黄芪、柴胡、升麻等，以益气升陷；泄泻不止属肾阳虚甚者，可加肉桂、附子，以温补肾阳。

3. **现代运用** 本方常用于加减治疗慢性肠炎、慢性结肠炎、过敏性结肠炎、肠结核等证属脾肾虚寒者。

4. **使用注意** 湿热泄泻、腹痛者禁用。

补骨脂

第四节
涩精止遗

金锁固精丸
《医方集解》

组成 沙苑蒺藜、芡实各12克，煅龙骨、煅牡蛎各10克。

沙苑蒺藜　　芡实　　煅龙骨

煅牡蛎

金锁固精丸

用法 上药为细末，以莲子粉糊丸，每次服9克，每日1~2次，空腹淡盐汤送服。现代用法：作汤剂，用量按原方比例酌减，并加莲子肉适量，水煎服。

功效 补肾涩精。

主治 遗精。症见遗精滑泄，神疲乏力，腰酸耳鸣，四肢酸软，舌淡，

 特效方解析

1.辨证要点 本方为治疗肾虚遗精的常用方剂。以遗精滑泄、腰酸耳鸣为辨证要点。

2.加减变化 腰痛者，可加续断、杜仲，以补肾强腰；肾阴虚而有火者，可加黄柏、知母，以滋阴降火；兼见阳痿者，可加淫羊藿、锁阳，以补肾壮阳；大便溏泄者，可加五味子、菟丝子，以补肾固涩；大便秘结者，可加肉苁蓉、熟地黄，以润肠通便。

3.现代运用 本方常用于治疗遗精、早泄、乳糜尿、重症肌无力等证属肾虚精气不足、下元不固者。

4.使用注意 本方药物多为收涩之品，若因相火内盛或下焦湿热所致的遗精者，则不宜使用。

芡实

玉锁丹

《杨氏家藏方》

组成 芡实、莲花蕊末、龙骨、乌梅肉各30克。

用法 各为细末，以山药糊为丸，每服9克，空腹时用温酒或淡盐汤送下。

功效 补脾固肾，涩精止遗。

主治 脾肾气虚，梦遗，精滑。

特效方解析

1.辨证要点 本方以梦遗、滑精、食少便溏、神疲倦怠、舌淡、脉细弱为辨证要点。

2.现代运用 本方可用于治疗遗精等病症。

3.使用注意 心肝火旺，或湿热下注所致的遗精患者，不宜使用本方。

乌梅

第五节
固崩止带

固经丸

《丹溪心法》

组成 黄芩（炒）、芍药（炒）、龟板（炙）各30克，椿树根皮22.5克，黄柏（炒）9克，香附7.5克。

黄芩　芍药　龟板
椿树根皮　黄柏　香附

固经丸

用法 上为末，酒糊丸，如梧桐子大，每服五十丸（6克），空心温酒或白汤下。现代用法：以上六味，粉碎成细粉，过筛，混匀，用水泛丸干燥即得。每服6克，每日2次，温开水送服；亦可作汤剂，水煎服，用量按原书比例酌定。

功效 滋阴清热，固经止血。

主治 崩漏。症见经行不止或崩中

漏下，血色深红或夹紫黑瘀块，心胸烦热，腹痛溲赤，舌红，脉弦数。

特效方解析

1.辨证要点 本方是治疗月经过多及崩漏的常用方剂。以崩中漏下、血色深红或夹紫黑瘀块、舌红、脉弦数为辨证要点。

2.加减变化 出血日久者，可加牡蛎、龙骨、乌贼骨，以固涩止血；阴虚不甚者，可去黄柏，加墨旱莲、女贞子，以养阴、凉血止血。

3.现代运用 本方常用于治疗月经过多、月经不调、慢性附件炎、功能失调性子宫出血等证属阴虚内热者。

4.使用注意 感冒发热者不宜服用。

易黄汤

《傅青主女科》

组成 山药（炒）、芡实（炒）各30克，黄檗（盐水炒）6克，车前子（酒炒）3克，白果（碎）12克。

用法 水煎服。

功效 固肾止带，清热祛湿。

主治 肾虚湿热带下。症见带下黏稠量多，色黄如浓茶汁，气腥秽，舌

山药　　芡实　　黄柏

车前子　　白果

易黄汤

红，苔黄腻。

特效方解析

1.辨证要点 本方为治肾虚湿热带下的常用方。临床应用以带下色黄、气腥秽、舌苔黄腻为辨证要点。

山药

2.加减变化 热甚者,可加败酱草、苦参、蒲公英,以清热解毒;湿甚者,加薏苡仁、土茯苓,以祛湿;带下不止者,再加墓头回、鸡冠花,以止带。

3.现代运用 本方常用于治疗阴道炎、宫颈炎等证属肾虚湿热下注者。

阿胶丸
《妇人大全良方》

组成 阿胶、赤石脂各45克,续断、川芎、当归、甘草、丹参各30克,龙骨、鹿茸、乌贼骨、鳖甲各60克。

阿胶	赤石脂	续断
川芎	当归	甘草
丹参	龙骨	鹿茸
乌贼骨	鳖甲	

阿胶丸

用法 上药研末,炼蜜为丸,如梧桐子大。空腹时用温酒送下9克。

功效 补益精血,固崩止血。

主治 产后崩中,下血不止,虚羸无力。

特效方解析

1.辨证要点 本方以产后崩中、下血不止、色淡质稀、神疲乏力、舌淡、脉细弱为辨证要点。

2.加减变化 阴虚者,加女贞子、旱莲草;阳虚者,加附子、炮姜、艾叶;气虚者,加党参、黄芪、白术。

3.现代运用 本方可用于治疗产后出血过多、功能性子宫出血、更年期经血过多等病症。

图一 川芎饮片

第一节
重镇安神

朱砂安神丸

《内外伤辨惑论》

组成 朱砂（另研，水飞为衣）15克，黄连（去须，净，酒洗）18克，炙甘草16.5克，生地黄4.5克，当归（去芦）7.5克。

朱砂　黄连　炙甘草

生地黄　当归

朱砂安神丸

用法 上药除朱砂外，四味共为细末，汤浸蒸饼为丸，如黍米大，以朱砂为衣。每服十五或二十丸（3～4克），津唾咽之，食后服。现代用法：上药研末，炼蜜为丸，每次6～9克，临睡前温开水送服；亦可作汤剂，用量按原方比例酌减，朱砂研细末（水飞），以药汤送服。

功效 重镇安神，清心泻火。

主治 心火亢盛，阴血不足证。症见心神烦乱，失眠，多梦，怔忡，惊悸，舌红，脉细数。

1.辨证要点 临床以心神烦乱、症见心悸失眠、舌红、脉细数为辨证要点。

当归

2.加减变化　心中烦乱、失眠甚者，可加莲子、栀子心，以增强清心除烦的功效；兼夹痰热，见胸闷、舌苔腻者，可加竹茹、瓜蒌，以清热化痰。

3.现代运用　神经衰弱引起的健忘、失眠、心悸或抑郁引起的精神恍惚等证属心火偏盛、阴血不足者，均可用本方加减治疗。

4.使用注意　方中朱砂含硫化汞，不宜多服或久服，以免引起汞中毒；阴虚、脾弱者忌用。

磁朱丸

《备急千金要方》

组成　磁石30克，朱砂15克，神曲60克。

磁石　　　朱砂　　　神曲
磁朱丸

用法　三味末之，炼蜜为丸，如梧桐子大，饮服2克，日三服。现代用法：上药研末，炼蜜为丸，每次3克，每日2次，温水送服。

功效　重镇安神，交通心肾，益阴明目。

主治　心肾不交证。症见视物昏花，耳鸣耳聋，心悸失眠。亦治癫痫。

本方具益阴潜阳、平肝息风、安神清心、交通心肾、聪耳明目等诸多功用。药虽重坠，但因配伍大剂神曲，又蜜制为丸，每服少量，故药力和缓，不碍胃气。

特效方解析

1.辨证要点　本方原为视物昏花之目疾而设，后世多用于治疗神志不安与癫痫等病。以心悸失眠、耳鸣耳聋、视物昏花为辨证要点。

2.加减变化　癫痫痰多者，可加制半夏、胆南星、天竺黄，以祛痰；兼见头晕目眩、目涩羞明者，宜配合杞菊地黄丸，以滋补肝肾。

3.现代运用　本方可用于治疗神经衰弱，高血压，视神经、视网膜、玻璃体、晶状体的病变，以及房水循环障碍等证属心肾不交者。

珍珠母丸

《普济本事方》

组成　珍珠母（未钻珍珠也，研如粉同碾）、当归（洗，去芦，薄切，焙干后秤）、干地黄（酒洒，九蒸九晒焙干）、人参（去芦）、酸枣仁（微炒，去皮，研）、柏子仁（研）各9克，犀角（镑为细末，现用水牛角代替）、茯神（去木）、沉香（忌火）、龙齿各5克。

珍珠母　当归　干地黄
人参　酸枣仁　柏子仁
茯神　沉香　龙齿

珍珠母丸

用法　上为细末，炼蜜为丸，如梧桐子大，朱砂为衣，每服四五十丸，金银花、薄荷汤下，日午、夜卧服。现代用法：上药研末，炼蜜为丸，每次6～9克，临睡前温开水送服。

功效　平肝潜阳，镇心安神，滋阴养血。

主治　肝阳上亢，阴血不足证。症见夜卧不宁，时而惊悸或入夜少寐，头晕目眩，脉弦细。

特效方解析

1.辨证要点　本方为治疗肝阳上亢、阴血不足所致之神志不安的常用方。以失眠、惊悸、头晕目眩、脉弦细为辨证要点。

2.加减变化　肝阳偏亢、阳亢化风、头晕目眩甚者，可加钩藤、天麻，以平潜肝阳；惊悸失眠甚者，加牡蛎、磁石，以镇惊安神。

3.现代运用　本方常用于治疗高血压、癫痫等证属肝阳上亢、阴血不足者。

4.使用注意　方中金石、介类药，易碍胃，故脾胃虚弱、痰湿较甚者应慎用；朱砂有毒，不可过量或久服。

滋养安神

天王补心丹

《校注妇人良方》

组成 人参（去芦）、茯苓、玄参、丹参、桔梗、远志各15克，当归（酒浸）、五味子、麦冬（去心）、天冬、柏子仁、酸枣仁（炒）各30克，生地黄120克。

用法 上为末，炼蜜为丸，如梧桐子大，用朱砂为衣，每服二三十丸（6～9克），临卧，淡竹叶煎汤送下。现代用法：上药共为细末，炼蜜为小丸，用朱砂（水飞）9～15克为衣，每服6～9克，温开水送下，或用桂圆肉煎汤送服；亦可改为汤剂，用量按原方比例酌减。

功效 滋阴养血，补心安神。

主治 阴虚血少、神志不安证。症见心悸失眠，虚烦神疲，梦遗健忘，手足心热，口舌生疮，舌红、少苔，脉细而数。

特效方解析

1.辨证要点 本方为心肾两虚、阴虚火旺引起的心神不宁之证而设。临床以心悸失眠、神疲、健忘、手足心热、舌红、少苔、脉细而数为辨证要点。

2.加减变化 遗精滑泄较重者，可加芡实、金樱子、牡蛎，以固肾涩精；心悸怔忡较重者，可加夜交藤、龙眼肉，以增强养心安神的作用；失眠较重者，可加磁石、龙骨，以安神。

3.现代运用 神经衰弱、精神分裂症、心脏病、甲状腺功能亢进等证属阴亏血少者，均可用本方加减治疗。

4.使用注意 本方中之药多滋腻，对脾胃虚寒、胃纳欠佳或湿痰留滞者，均不宜使用。

茯苓

大补心丹

《三因极一病证方论》

组成 炙黄芪、茯神、人参、酸枣仁、熟地黄各30克，远志、五味子、柏子仁各15克。

炙黄芪　茯神　人参
酸枣仁　熟地黄　远志
五味子　柏子仁

大补心丹

用法 上药为末，炼蜜为丸，如梧桐子大，朱砂为衣。每服6克，米汤或温酒送下。

功效 益气养血，补心安神。

主治 思虑过度，神志不宁，语言重复，怔忡眩晕，自汗呕吐，泻痢频数；大病后虚烦不得眠，羸瘦困乏。

特效方解析

1.辨证要点 本方以思虑过度、神志不宁、虚烦不得眠、舌淡、脉细弱为辨证要点。

2.加减变化 肌热虚烦者，麦冬汤下；盗汗不止者，麦麸汤下；卒暴心痛者，乳香汤下；卒中不语者，薄荷、牛黄汤下；风痫涎潮者，防风汤下；乱梦失精者，人参、龙骨汤下；吐血者，人参、卷柏汤下；小便尿血者，赤茯苓汤下；大便下血者，当归、地榆汤下。

3.现代运用 本方用于治疗神经衰弱、神经官能症、心律失常等病症。

柏子养心丸

卷三三一引《体仁汇编》

组成 柏子仁120克，枸杞子90克，玄参、熟地黄各60克，麦冬、当归、石菖蒲、茯神各30克，甘草15克。

用法 上药共研为末，炼蜜为丸，梧桐子大，每服9克。亦可作汤剂水煎服，用量按原方比例酌减。

功效 养心安神，补肾滋阴。

主治 营血不足、心肾失调所致的精神恍惚，怔忡惊悸，夜寐多梦，健忘，盗汗。

柏子养心丸

黄连阿胶汤

《伤寒论》

组成 黄连12克，阿胶9克，黄芩、芍药各6克，鸡子黄2枚。

用法 上五味，以水六升，先煮三物，取二升，去滓。内胶烊尽，小冷，内鸡子黄，搅令相得。温服七合，日三服。

功效 清热养阴，交通心肾。

主治 心烦，失眠，多梦，口干，咽燥，汗出，头晕，耳鸣，健忘，腰酸，舌红，少苔，脉细数。

方药配伍特点为，苦寒泻药与味甘补药相配，相互为用，既治邪实又治正虚。

特效方解析

1.辨证要点 本方以精神恍惚、怔忡惊悸、夜寐多梦、健忘、盗汗、舌淡、苔燥、脉虚数为辨证要点。

2.加减变化 精神倦怠，记忆力减退者，加酸枣仁、远志、党参；心神恍惚，怔忡惊悸，自汗盗汗者，加浮小麦、龙骨、五味子；夜睡多梦，失眠遗精者，加芡实、金樱子、莲须。

3.现代运用 本方用于治疗神经衰弱、神经官能症、更年期综合征、贫血、肾虚遗精、血虚肠燥便秘等病症。

4.使用注意 脾胃湿滞、肠滑便溏者忌用。

特效方解析

1.辨证要点 本方以心烦、失眠、多梦、头晕、舌红、少苔、脉细数为辨证要点。

2.加减变化 心胸烦热明显者，加淡竹叶、栀子，以清心泻热；肾阴虚明显者，加女贞子、枸杞子，以养阴益肾；头晕目眩者，加钩藤、熟地黄，以滋补阴血，利头目；失眠明显者，加柏子仁、酸枣仁，以滋补阴血、安神；大便干者，加麦冬、火麻仁，以滋阴润燥、生津。

3.现代运用 本方可用于治疗西医临床中的室上性心动过速、神经衰弱、顽固性失眠、甲状腺功能亢进等病症。只要符合其主治病变证机，也可加减运用，辅助治疗慢性胃炎、慢性咽炎、慢性胆囊炎、膀胱炎、溃疡性口腔炎等。

4.使用注意 心肾阳虚证、瘀血证患者慎用本方。

临床报道

黄连阿胶汤所治之证多为素体阴虚，感受外邪，邪入少阴，从阳化热，致阴虚火旺者。症见心烦不寐，入夜尤甚，口干咽燥，舌红、少苔，脉细数。近年来临床应用对本方有所发挥，不仅常用于治疗心肾不交所致之心烦不得眠，亦常用于治疗多种热性病过程中出现的阴虚内热出血证，以及湿热交织、湿邪未尽而阴液亏虚证等。

失眠症：本方可治疗阴虚火旺心肾不交所致的失眠症。用本方加减治疗13例失眠症患者。其中男11例，女2例。以失眠为主，并伴有头晕头痛，心悸、胸闷，精神倦怠，面色无华，食欲不振，口干苦等。就诊时13例无1例每晚能睡4小时以上。其中1例曾连续9天不能合眼。治疗期间，一律停用其他药物，一般在服本方3～6剂后即可见效，连服11剂后，一切伴随症状消失。停药后经3个月以上随访，8例痊愈，5例好转。

痢疾：用本方加减治疗痢疾268例，症见烦躁、口干渴，身热肢凉，甚则昏厥，汗出潮红，舌红，苔燥，脉细数，均收到较好疗效。

其他疾病：本方治疗阴虚火旺所致之咳血、咯血、齿衄、眼球出血、月经过多、功能失调性子宫出血、肠伤寒出血、失音、阳痿早泄等症，收到良好效果。

酸枣仁汤
《金匮要略》

组成 酸枣仁（炒）15克，知母、茯苓、川芎各6克，甘草3克。

用法 上五味，以水八升，煮酸枣仁得六升，内诸药，煮取三升，分温三服。现代用法：水煎，分3次温服。

酸枣仁　　知母　　茯苓
川芎　　甘草
酸枣仁汤

功效 养血安神，清热除烦。

主治 肝血不足，虚热内扰证。症见虚烦失眠，心悸不安，头目眩晕，咽干口燥，舌红，脉弦细。

本方与天王补心丹均以滋阴补血、养心安神药物为主，配伍清虚热之品组方，以治阴血不足、虚热内扰所致之虚烦失眠。前者重用酸枣仁养血安神，配伍调气行血之川芎，有养血调肝之妙，主治肝血不足所致之虚烦失眠伴头目眩晕、脉弦细等；后者重用生地黄，并与天冬、麦冬、玄参等滋阴清热为伍，更与养血安神之品相配，主治心肾阴亏血少、虚火所致内扰之虚烦失眠，伴手足心热、舌红少苔、脉细数者。

特效方解析

1.辨证要点 本方是治疗心肝血虚而致虚烦失眠的常用方。临床应用以虚烦失眠、咽干口燥、舌红、脉弦细为辨证要点。

2.加减变化 虚火重而咽干口燥甚者，加生地黄、麦冬，以养阴清热；血虚甚而头目眩晕重者，加白芍、当归、枸杞子，以增强养血补肝的功效；兼见盗汗者，加牡蛎、五味子，以安神敛汗；寐而易惊者，加珍珠母、龙齿，以镇惊安神。

3.现代运用 本方常用于治疗神

经官能症、神经衰弱、更年期综合征等证属心肝血虚、虚热内扰者。

酸枣仁

甘麦大枣汤

《金匮要略》

组成 小麦15克，甘草9克，大枣5枚。

用法 水煎服。

小麦　　甘草　　大枣

甘麦大枣汤

功效 养心安神，和中缓急。

主治 脏躁。症见精神恍惚，时常悲伤欲哭，不能自主，心中烦乱，睡眠不安，甚则言行失常，呵欠频作，舌红、少苔，脉细微数。

特效方解析

1.辨证要点 本方为心虚肝郁所致之脏躁而设。临床以精神恍惚、悲伤欲哭、舌红、少苔、脉细数为辨证要点。

2.加减变化 心悸失眠、脉弦数者，可加酸枣仁，以养心安神；心烦失眠属心阴虚较明显者，可加生地黄、百合，以滋养心阴；血少津亏、大便干燥者，可加生何首乌、黑芝麻，以养血、润燥通便。

3.现代运用 本方常用于治疗癔症、神经衰弱、更年期综合征等证属心阴不足、肝气失和者。

交泰丸

《韩氏医通》

组成 黄连30克，肉桂5克。

用法 上药研为细末，炼蜜为丸。每服2克，下午、晚上各服1次，或临睡前1小时服。

功效 交通心肾，安神。

主治 心火旺盛，心肾不交。症见心烦不安，下肢不温，不能入睡，舌红、无苔，脉虚数。

特效方解析

1.辨证要点 本方以心烦不安、下肢不温、失眠、舌红、无苔、脉虚数为辨证要点。

2.现代运用 本方常用于治疗神经衰弱、心悸、虚劳、遗精、遗尿、抑郁症等病症。

3.使用注意 阴虚不寐者忌用。

黄连

第十章

开窍特效方

图一 郁金饮片

安宫牛黄丸

《温病条辨》

组成 牛黄、郁金、犀角（水牛角代）、黄连、朱砂、山栀子、雄黄、黄芩各30克，珍珠15克，梅片、麝香各7.5克。

用法 上为极细末，炼老蜜为丸，每丸3克，金箔为衣，蜡护。脉虚者人参汤下，脉实者金银花、薄荷汤下，每服一丸。大人病重体实者，日二服，甚至日三服；小儿服半丸，不知，再服半丸。现代用法：以水牛角浓缩粉50克替代犀角。以上11味，珍珠水飞或粉碎成极细粉，朱砂、雄黄分别水飞成极细粉；黄连、黄芩、栀子、郁金粉碎成细粉；将牛黄、水牛角浓缩粉、麝香、冰片研细，与上述粉末配研、过筛、混匀，加适量炼蜜制成大蜜丸。每服1丸，每日1次；小儿3岁以内1次四分之一丸，4~6岁1次二分之一丸，每日1次；或遵医嘱。亦作散剂：按上法制成的粉末，每瓶装1.6克。每服1.6克，每日1次；小儿3岁以内1次0.4克，4~6岁1次0.8克，每日1次；或遵医嘱。

功效 清热解毒，开窍醒神。

主治 邪热内陷心包证。症见高热烦躁，神昏谵语，舌蹇肢厥，舌红或绛，脉数有力。亦治中风昏迷，小儿惊厥等证属邪热内闭者。

特效方解析

1.辨证要点 本方为治疗邪热内陷心包证的常用方，也是凉开法的代表方。凡神昏谵语属邪热内陷心包者，均可应用。临床应用以高热烦躁、神昏谵语、舌红或绛、苔黄燥、脉数有力为辨证要点。

2.加减变化 用《温病条辨》清宫汤煎汤送服安宫牛黄丸，可加强清心解毒的功效。邪陷心包，兼有腑实，症见神昏舌短、大便秘结、饮不解渴者，宜开窍与攻下并用，以安宫牛黄丸2粒化开，调生大黄末9克内服，先服一半，不效再服；温病初起，邪在肺卫，迅即逆传心包者，可用金银花、薄荷或银翘散加减煎汤送服安宫牛黄丸，以增强清热透解作用；热闭证见脉虚、有内闭外脱之势者，急宜人参煎汤送服安宫牛黄丸。

3.现代运用 本方常用于治疗流行性乙型脑炎、流行性脑脊髓膜炎、中毒性痢疾、尿毒症、肝昏迷、急性脑血管病、肺性脑病、颅脑外伤、小儿高热惊厥，以及感染或中毒引起的高热神昏等证属热闭心包者。

4.使用注意 孕妇慎用。

本方为明代万全《痘疹世医心法》之方，故又称万氏牛黄清心丸、万氏牛黄丸。安宫牛黄丸是在本方基础上加味衍化而成。安宫牛黄丸与牛黄清心丸均为凉开之剂，其功用主治基本相同，两者相比较，牛黄清心丸清热开窍作用稍弱，临床宜用于热闭之轻证。

牛黄

行军散

《霍乱论》

组成 西牛黄、当门子（麝香）、珍珠、梅片、硼砂各3克，明雄黄（飞

净）24克，火硝1克，飞金20页。

用法 八味各研极细如粉，再合研匀，瓷瓶密收，以蜡封之，每服三五分，凉开水调下。现代用法：口服，每次0.3～1克，每日2～3次。

功效 清热开窍，辟秽解毒。

主治 霍乱痧胀及暑秽，吐泻腹痛，烦闷欲绝，头目昏晕，不省人事。亦治口疮、咽痛、目赤翳障。

本方外用搐鼻，取其辟秽化浊，可辟时疫之气。方中牛黄、冰片、珍珠、硼砂等具有清热解毒、防腐消翳之功，故又能治目赤翳障、咽痛、口疮。

本方以芳香开窍与辟秽解毒之品相伍，兼顾窍闭神昏与暑热秽毒之证。

1.辨证要点 本方为治疗暑秽的常用方。以吐泻腹痛、烦闷欲绝、头目昏晕、不省人事为辨证要点。

2.加减变化 腹胀较甚、欲泻不得出者，可用厚朴三物汤送服，以行气通便；欲吐不能者，可先用盐汤探吐，使上下俱通；欲吐泻不得、心腹大痛者，可煎檀香、乌药送服，以行气止痛。

3.现代运用 本方常用于治疗夏季中暑、急性胃肠炎、食物中毒等证属暑热秽浊者。外用可治疗口腔黏膜溃疡、咽炎、急性扁桃体炎等热毒病

证。以本品适量涂抹于鼻腔内，有预防瘟疫之效。

4.使用注意 本方芳香走窜，且雄黄有毒，故不宜过服、久服；孕妇慎用。

至宝丹

《灵苑方》引郑感方，录自《苏沈良方》

组成 生乌犀（水牛角代）、生玳瑁、琥珀、朱砂、雄黄各30克，牛黄、龙脑、麝香各0.3克，安息香45克（酒浸，重汤煮令化，滤过滓，约取30克），金箔、银箔各50片。

用法 上丸如皂角子大，人参汤下一丸，小儿量减。现代用法：水牛角、玳瑁、安息香、琥珀分别粉碎成细粉；朱砂、雄黄分别水飞成极细粉；将牛黄、麝香、冰片研细，与上述粉末配研、过筛、混匀。加适量炼蜜制成大蜜丸，每丸重3克，口服，每次1丸，每日1次，小儿减量。本方改为散剂，用水牛角浓缩粉，不用金银箔，名"局方至宝散"。每瓶装2克，每服2克，每日1次。小儿3岁以内，每次服0.5克；4～6岁，每次服1克。或遵医嘱。

功效 清热开窍，化浊解毒。

主治 痰热内闭心包证。症见神昏谵语，身热烦躁，痰盛气促，舌红，苔黄腻，脉滑数。亦治中风、中暑、小儿惊厥属于痰热内闭者。

1.辨证要点 本方为治温热病痰热内闭、清窍被蒙之证的常用方。以身热烦躁、神昏谵语、痰盛气促、舌红、苔黄腻、脉滑数为辨证要点。

2.加减变化 本方原书用人参汤化服，意在借助人参益气扶正，与辛香开窍药配伍，以增强醒神开窍之功，但当以脉虚为宜。对热闭脉实者，原方用童子尿合生姜汁化服，意在取童尿滋阴降火行瘀、姜汁辛散祛痰止呕之功。

3.现代运用 本方常用于治疗脑震荡、急性脑血管病、流行性乙型脑炎、流行性脑脊髓膜炎、肝昏迷、尿毒症、心绞痛、中暑、癫痫等证属痰热内闭者。

4.使用注意 本方之药多辛燥，有耗阴竭液之弊，故由阳盛阴虚所致神昏谵语者，不宜使用；孕妇慎服。方中犀角现已禁用，临床可用水牛角代替。

第二节
温开

苏合香丸

《广济方》，录自《外台秘要》

组成 乞力伽（即白术）、光明砂（研）、麝香、诃黎勒皮、香附子（中白）、沉香（重者）、青木香、丁子香、安息香、白檀香、荜茇（上者）、犀角（水牛角代）各30克，薰陆香、苏合香、龙脑香各15克。

用法 上为极细末，炼蜜为丸，如梧桐子大。腊月合之，藏于密器中，勿令泄气。每朝用四丸，取井华水于净器中研破服。老小每碎一丸服之，另取一丸如弹丸，蜡纸裹，绯袋盛，当心带之。冷水暖水，临时斟量。现代用法：以上15味，除苏合香、麝香、冰片、水牛角浓缩粉代犀角外，朱砂水飞成极细粉；其余安息香等十味粉碎成细粉；将麝香、冰片、水牛角浓缩粉研细，与上述粉末配研、过筛、混匀。再将苏合香炖化，加适量炼蜜与水制成蜜丸，低温干燥；或加适量炼蜜制成大蜜丸。口服，每次1丸，小儿酌减，每日1~2次，温开水送服。昏迷不能口服者，可鼻饲给药。

功效 芳香开窍，行气止痛。

主治 寒闭证。症见突然昏倒，牙关紧闭，不省人事，舌苔白，脉迟。亦治心腹卒痛，甚则昏厥，证属寒凝气滞者。

本方配伍特点是集诸芳香药于一方，既长于辟秽开窍，又可行气、温中止痛，且散收兼顾，补敛并施。

特效方解析

1. 辨证要点 本方为温开法的代表方，又是治疗寒闭证与心腹疼痛属寒凝气滞证的常用方。临床应用以突然昏倒、不省人事、牙关紧闭、舌苔白、脉迟为辨证要点。

2. 现代运用 本方常用于治疗急性脑血管病、癫痫、癔病性昏厥、有毒气体中毒、肝昏迷、流行性乙型脑炎、心绞痛、心肌梗死等证属寒闭或寒凝气滞者。

3. 使用注意 本方药物辛香走窜，有损胎气，孕妇慎用；脱证患者禁用。

紫金锭

《丹溪心法附余》

组成 雄黄30克，五倍子（捶碎，洗净，焙）90克，山慈菇（去皮，洗净，焙）60克，红芽大戟（去皮，净，焙干燥）45克，千金子（去壳，研，去油取霜）30克，朱砂15克，麝香9克。

用法 上除雄黄、朱砂、千金子、麝香另研外，其余三味为细末，却入前四味再研匀，以糯米糊和剂，杵千余下，做饼子四十个，如钱大，阴干。体实者一饼作二服，体虚者一饼作三服，凡服此丹但得通利一二行，其效尤速；如不要行，以米粥补之。若用涂疮，立消。孕妇不可服。现代用法：上为细末，以糯米糊为和剂，做成锭。外用：磨水外搽，涂于患处，每日3～4次。内服：1～3岁，每次0.3～0.5克；4～7岁，每次0.7～0.9克；8～10岁，每次1.0～1.2克；11～14岁，每次1.3～1.5克；15岁以上，每次1.5克。每日2～3次，温开水送服。

功效 辟秽解毒，化痰开窍，消肿止痛。

主治 暑令时疫。症见脘腹胀闷疼痛，恶心呕吐，泄泻，舌润，苔厚腻或浊腻。亦治痰厥。外敷治疗疔疮肿毒、虫咬损伤、无名肿毒、痄腮、丹毒、喉风等。

特效方解析

1.辨证要点 本方为治暑令时疫

之常用方。以脘腹胀闷疼痛、恶心呕吐、泄泻、舌润、苔厚腻或浊腻为辨证要点。

2.加减变化 据《丹溪心法附余·卷二十四》记载，紫金锭可用薄荷汁、生姜、井华水磨服，以辟秽解毒；头痛，用酒入薄荷同研烂，外敷太阳穴上，以疏风通络；小儿急慢惊风、五疳八痢，用薄荷一叶同井华水磨服，以辟秽解毒；大人中风诸痫，用酒磨服，以助药力行散。

3.现代运用 本方常用于治疗急性胃炎、慢性肝炎、伤寒、中毒性痢疾、慢性溃疡性结肠炎、食物中毒、流行性脑脊髓膜炎、癫痫、贲门癌、食管癌、白血病、扁桃体炎、咽炎、癃闭等证属秽恶痰浊，气机闭塞，升降失常者。外用治疗皮肤或软组织急性化脓性感染、手癣、接触性皮炎、带状疱疹、药源性静脉炎、流行性腮腺炎等证属邪实毒盛者。

4.使用注意 本方有毒，且攻逐力猛，故不可过服、久服；亡阳、厥脱之证患者禁用；孕妇、老年体弱者及气血虚弱者忌服。

第十一章

理气特效方

图 一 小茴香

越鞠丸
（芎术丸）

《丹溪心法》

组成 香附、川芎、苍术、栀子、神曲各6～10克。

用法 上为末，水丸如绿豆大（原书未著用法用量）。现代用法：水丸，每服6～9克，温开水送服。亦可参考用量比例作汤剂煎服。

功效 行气解郁。

主治 六郁证。症见胸膈痞闷，脘腹胀痛，嗳腐吞酸，恶心呕吐，饮食不消。

丹溪立方原义"凡郁皆在中焦"，其治重在调理中焦而升降气机。然临证难得六郁并见，宜"得古人之意而不泥古人之方"，应视何郁为主而调整其君药，并加味运用，使方证相符，切中病机。

本方的配伍特点为以五药治六郁，贵在治病求本；诸法并举，重在调理气机。

特效方解析

1.辨证要点 本方是主治气血痰火湿食"六郁"的代表方。临床应用以胸膈痞闷、脘腹胀痛、饮食不消等为辨证要点。

2.加减变化 食郁偏重者，重用神曲，酌加麦芽、山楂，以助消食；痰郁偏重者，酌加瓜蒌、半夏，以助祛痰；湿郁偏重者，重用苍术，酌加泽泻、茯苓，以助利湿；火郁偏重者，重用山栀子，酌加黄连、黄芩，以助清热泻火；气郁偏重者，可重用香附，酌加枳壳、木香、厚朴等，以助行气解郁；血郁偏重者，重用川芎，酌加赤芍药、桃仁、红花等，以助活血祛瘀。

3.现代运用 本方常用于治疗

香附

神经官能症、慢性胃炎、胃及十二指肠溃疡、胆石症、肝炎、胆囊炎、痛经、月经不调、肋间神经痛等证属"六郁"者。

半夏厚朴汤

《金匮要略》

组成 半夏、茯苓各12克，厚朴9克，生姜15克，紫苏叶6克。

半夏　　茯苓　　厚朴

生姜　　紫苏叶

半夏厚朴汤

用法 以水七升，煮取四升，分温四服，日三夜一服。现代用法：水煎服。

功效 行气散结，降逆化痰。

主治 梅核气。症见咽中如有物阻，咯吐不出，吞咽不下，胸膈满闷，或咳或呕，舌苔白润或白滑，脉弦缓或弦滑。

特效方解析

1.辨证要点 本方为治疗情志不畅、痰气互结所致的梅核气的常用方。临床应用以咽中如有物阻、吞吐不下、胸膈满闷、舌苔白润、脉弦滑为辨证要点。

2.加减变化 咽痛者，酌加桔梗、玄参，以解毒散结、宣肺利咽；胁肋疼痛者，酌加延胡索、川楝子，以疏肝理气、止痛；气郁较甚者，可酌加郁金、香附，以助行气解郁的功效。

3.现代运用 本方常用于治疗癔病、慢性咽炎、慢性支气管炎、胃神经官能症、食道痉挛等证属气滞痰阻者。

4.使用注意 方中多辛温苦燥之品，仅适宜于痰气互结而无热者。若见颧红口苦、舌红少苔属气郁化火、阴伤津少者，虽具梅核气之特征，亦不宜使用本方。

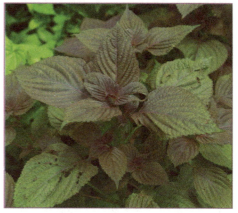

紫苏

枳实消痞丸

《兰室秘藏》

组成 干生姜、炙甘草、麦芽（曲）、白茯苓、白术各6克，半夏（曲）、人参各9克，炙厚朴12克，枳实、黄连各15克。

用法 上为细末，汤浸蒸饼为丸，如梧桐子大，每服五七十丸，白汤送下，食远服。现代用法：共为细末，制成水丸或糊丸，每服6~9克，饭后温开水送下，每日2次；亦可作汤剂，水煎服。

功效 行气消痞，健脾和胃。

主治 脾虚气滞，寒热互结证。症见心下痞满，不欲饮食，倦怠乏力，大便不调，舌苔腻略黄，脉弦无力。

本方行气药与益气药相配，行气不伤气，益气不壅滞；清热药与温里药相伍，辛开苦降，寒热同调；消食药与治湿药相配，以使脾运胃纳。

特效方解析

1.辨证要点 本方为治疗脾虚气滞、寒热互结证的常用方。以心下痞满、倦怠乏力、舌苔腻略黄为辨证要点。

2.加减变化 气滞甚者，加砂仁、陈皮以行气和胃；中寒甚者，重用干姜，加肉桂以温中散寒。

3.现代运用 本方常用于治疗慢性胃炎、慢性肠炎、萎缩性胃炎、胃及十二指肠溃疡、肠易激综合征等证属脾虚气滞、寒热互结者。

4.使用注意 脾胃虚寒者慎用。

生姜

厚朴生姜半夏
甘草人参汤

《伤寒论》

组成 炙厚朴（去皮）、生姜（切）各24克，半夏（洗）12克，炙甘草6克，人参3克。

特效处方大全 彩图版

用法 上五味，以水一斗，煮取三升，去滓。温服一升，日三服。

功效 温补脾胃，行气除满。

主治 腹胀满，饮食不佳，四肢无力，腹痛或腹满时减复如故，舌淡，苔白，脉弱。

特效方解析

1.辨证要点 以脘腹痞满或疼痛、饮食不佳、舌淡、苔白、脉弱为辨证要点。

2.加减变化 腹痛者，加木香、芍药，以行气止痛；少气者，加白术、黄芪，以益气健脾；脾湿者，加白扁豆、薏苡仁，以利湿健脾；便溏者，加山药、茯苓，以渗湿止泻。

3.现代运用 本方可用于治疗西医临床中的慢性胃炎、慢性肠炎、慢性肝炎、慢性胆囊炎、慢性胰腺炎等，还可辅助治疗支气管炎、慢性支气管肺炎等。

4.使用注意 脾胃湿热证、脾胃阴虚证患者慎用。

临床报道

本方原用于脾虚腹胀证，基本指征：脾胃气虚，心下痞硬，胸腹胀满，呕吐，舌苔水滑或垢腻，而舌质不见鲜红，脉大而重按皆软。现代多用于治疗慢性胃炎、慢性肠炎、慢性胰腺炎、慢性消化功能紊乱、溃疡病、迁延性慢性肝炎、早期肝硬化等病。

35例古今医案统计资料结果：中医诊断者26例，主要为外感、下痢及其他原因所致的腹胀腹痛，如外感腹胀、泻痢腹胀作痛、脾虚气滞腹胀、气臌、单腹胀等。有西医诊断者9例，为急性黄疸性肝炎、慢性乙型迁延性肝炎、肝硬化腹水、小儿消化不良、结核性腹膜炎、术后胃肠功能紊乱等。

厚朴温中汤

《内外伤辨惑论》

组成 厚朴（姜制）、陈皮（去白）各30克，炙甘草、茯苓（去皮）、草豆蔻仁、木香各15克，干姜2克。

用法 合为粗散，每服五钱匕（15克），水二盏，生姜三片，煎至一盏，去滓温服，食前。忌一切冷物。现代用法：按原方比例酌定用量，加姜3片，水煎服。

功效 行气除满，温中燥湿。

主治 脾胃寒湿气滞证。症见脘腹胀满或疼痛，不思饮食，四肢倦怠，舌苔白腻，脉沉弦。

枸杞子　　当归　　乌药
小茴香　　茯苓　　肉桂

沉香
暖肝煎

特效方解析

1.辨证要点 本方为治疗脾胃寒湿气滞的常用方。临床应用以脘腹胀痛、舌苔白腻为辨证要点。本方重点在于温中，对于客寒犯胃致脘痛呕吐者，亦可用之。

2.加减变化 兼身重肢肿者，可加大腹皮，以下气、利水消肿；痛甚者，可加高良姜、肉桂，以温中散寒、止痛。

3.现代运用 本方常用于治疗慢性胃炎、胃溃疡、慢性肠炎、带下病等证属寒湿气滞者。

4.使用注意 服药期间，忌一切冷物。

厚朴

暖肝煎
《景岳全书》

组成 枸杞子9克，当归、乌药、小茴香、茯苓各6克，肉桂、沉香（木香亦可）各3克。

用法 水一盅半，加生姜三五片，煎七分，食后温服。现代用法：水煎服。

功效 温补肝肾，行气止痛。

主治 肝肾不足，寒滞肝脉证。症见睾丸冷痛，小腹疼痛，疝气痛，畏寒喜暖，舌淡，苔白，脉沉迟。

本方补养、散寒、行气并重，运用时应视其虚、寒、气滞三者孰轻孰重，相应调整君臣药的配伍关系，使之更能切中病情。

特效方解析

1.辨证要点 本方为治疗肝肾不

足，寒滞肝脉证的常用方。临床应用以睾丸、疝气痛、小腹疼痛、畏寒喜温、舌淡、苔白、脉沉迟为辨证要点。

2.加减变化 《景岳全书》记载："如寒甚者加吴茱萸、干姜，再甚者加附子。"说明寒有轻重，用药亦当相应增减，否则药不及病，疗效必差。睾丸痛甚者，加橘核、青皮，以疏肝理气；腹痛甚者，加香附，以行气止痛。

3.现代运用 本方常用于治疗精索静脉曲张、附睾炎、睾丸炎、鞘膜积液、腹股沟疝等证属肝肾不足，寒滞肝脉者。

4.使用注意 湿热下注、阴囊红肿热痛者，切不可误用。

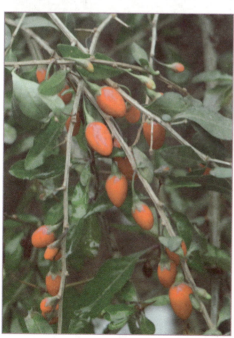

枸杞子

苏子降气汤

《太平惠民和剂局方》

组成 紫苏子、半夏（汤洗七次）各75克，当归（去芦）、肉桂（去皮）各45克，甘草60克，前胡（去芦）、厚朴（去粗皮，姜汁拌炒）各30克。

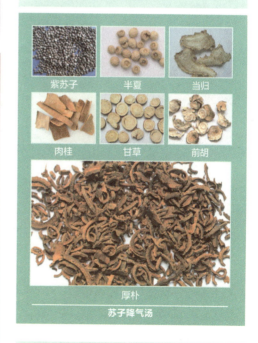

紫苏子　半夏　当归

肉桂　甘草　前胡

厚朴

苏子降气汤

用法 上为细末，每服6克，水一盏半，入生姜二片，大枣一枚，紫苏叶五叶，同煎至八分，去滓热服，不拘时候。现代用法：加紫苏叶2克，生姜2片，大枣1枚，水煎服，用量按原方比例酌定。

功效 降气平喘，祛痰止咳。

主治 上实下虚喘咳证。症见咳喘痰多，胸膈满闷，喘咳短气，呼多吸少，腰疼脚弱，肢体倦怠，肢体浮肿，舌苔白滑或白腻，脉弦滑。

《太平惠民和剂局方》载："一方有陈皮去白一两半"，则理气燥湿祛痰之力增强。《医方集解》载："一方无桂，有沉香"，则温肾之力减，纳气平喘之效增。

本方始载于唐《备急千金要方》名为"紫苏子汤"。宋宝庆年间此方加紫苏叶，更名为"苏子降气汤"而辑入《太平惠民和剂局方》。

特效方解析

1.辨证要点 本方为治疗上实下虚喘咳证的常用方。临床应用以胸膈满闷、咳喘痰多、舌苔白滑或白腻为辨证要点。

2.加减变化 兼气虚者，可酌加人参等，以益气；兼表证者，可酌加杏仁、麻黄，以宣肺平喘、疏散外邪；痰涎壅盛、喘咳气逆难卧者，可酌加沉香，以加强降气平喘的功效。

3.现代运用 本方常用于治疗慢

性支气管炎、支气管哮喘、肺气肿等证属上实下虚者。

4.使用注意 本方药性偏温燥，以降气祛痰为主，肺肾阴虚的喘咳与肺热痰喘之证患者，均不宜使用。

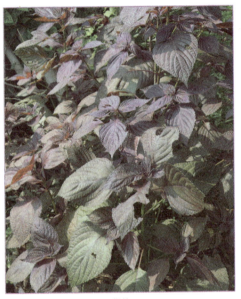

紫苏

定喘汤

《摄生众妙方》

组成 白果、麻黄、款冬花、杏仁、半夏、桑白皮各9克，紫苏子、黄芩各6克，甘草3克。

用法 水煎服。

功效 宣肺降气，清热化痰。

主治 风寒外束、痰热内蕴所致之

白果　麻黄　款冬花
杏仁　半夏　桑白皮
紫苏子　黄芩　甘草

定喘汤

哮喘。症见咳嗽痰多气急，痰稠色黄，恶寒发热，舌苔黄腻，脉滑数。

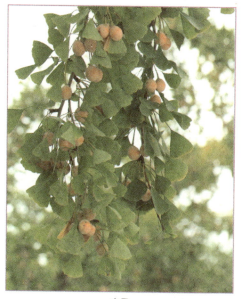

白果

特效方解析

1. 辨证要点　本方是治疗风寒外束、痰热内蕴所致之哮喘的常用方剂。以痰稠色黄、恶寒发热、舌苔黄腻、脉滑数为辨证要点。

2. 加减变化　肺热较甚者，可加鱼腥草、生石膏、金荞麦等，以清泻肺热；痰稠咯吐不利者，可加蛤壳、胆南星、瓜蒌，以增强清肺化痰的功效。

3. 现代运用　本方常用于治疗慢性支气管炎、支气管哮喘等证属痰热内蕴、外感风寒者。

4. 使用注意　新感风寒、无汗而喘、内无痰热者及哮喘日久肺肾阴虚者，均不宜使用。

小半夏汤

《金匮要略》

组成　半夏20克，生姜10克。

用法　以水七升，煮取一升半，分温再服。

功效　化痰散饮，和胃降逆。

主治　痰饮呕吐。症见呕吐痰涎，口不渴或干呕呃逆，谷不得下，小便不利，舌苔白滑。

该方对后世痰饮呕吐或胃气上逆证的治疗具有重要的指导意义，已成为祛痰化饮或和胃、降逆止呕的常用配伍组合。

1. **辨证要点** 本方为治疗痰饮呕吐的基础方。临床应用以呕吐痰涎、口不渴、舌苔白滑为辨证要点。

2. **现代运用** 本方常用于治疗胃炎、耳眩晕，以及化疗后所致的胃肠反应等证属痰饮呕吐者。

3. **使用注意** 忌羊肉、饧。

皮、茯苓，以和胃化痰；胃气不虚者，可去大枣、人参、甘草；胃寒较甚者，可改生姜为干姜，并酌加柿蒂、丁香，以温胃降逆。

3. **现代运用** 临床常用本方加减治疗胃虚痰阻的胃神经官能症、慢性胃炎、胃扩张、胃及十二指肠溃疡、神经性呕逆、幽门梗阻等证属胃虚痰阻者。

旋覆代赭汤

《伤寒论》

组成 旋覆花、代赭石、半夏各9克，人参、炙甘草各6克，生姜10克，大枣4枚。

用法 水煎服。

功效 降逆化痰，益气和胃。

主治 胃气虚弱，痰浊内阻证。症见心下痞硬，嗳气频作或反胃呕逆，吐涎沫，舌淡，苔白滑，脉弦虚。

特效方解析

1. **辨证要点** 本方主治胃气虚弱，痰浊内阻证。临床以心下痞硬、嗳气频作、呃逆、舌淡、苔白滑、脉弦虚为辨证要点。

2. **加减变化** 痰多者，可加陈

旋覆花

第十二章

理血特效方

图／桃仁饮片

第一节
活血祛瘀

桃核承气汤

《伤寒论》

组成 桃仁（去皮、尖）、大黄各12克，桂枝（去皮）、炙甘草、芒硝各6克。

桃仁　　大黄　　桂枝

炙甘草　　　　芒硝

桃核承气汤

用法 上四味，以水七升，煮取二升半，去滓，内芒硝，更上火，微沸，下火，先食，温服五合，日三服，当微利。现代用法：作汤剂，水煎前四味，芒硝冲服。

功效 逐瘀泻热。

主治 瘀热互结，下焦蓄血证。症见少腹急结，小便不利，神志如狂，甚则烦躁谵语，至夜发热，血瘀经闭，痛经，脉沉实而涩者。

1.辨证要点 本方为治疗瘀热互结，下焦蓄血证的常用方。临床应用以少腹急结、小便不利、脉沉实而涩为辨证要点。

2.加减变化 后世对本方的运用有所发展，不论何处的瘀血证，只要具备瘀热互结这一基本病机，均可加减使用。跌打损伤、瘀血停留、疼痛不已者，加当归尾、赤芍药、苏木、红花、三七等，以活血祛瘀、止痛；妇人血瘀经闭、痛经，恶露不下者，常配合四物汤同用；兼气滞者，酌加乌药、香附、青皮、枳实、木香等，以理气止痛；火旺而血郁于上所致之吐血、衄血者，可以本方釜底抽薪，引血下行，并可酌加牡丹皮、生地黄、栀子等，以清热凉血。

3.现代运用 本方常用于治疗急性盆腔炎、附件炎、胎盘滞留、肠梗阻、子宫内膜异位症、急性脑出血等证属瘀热互结，下焦蓄血者。

4.使用注意 表证未解者，当先解表，而后用本方。因本方为破血下瘀之剂，故孕妇禁用。

桃

补阳还五汤
《医林改错》

组成　生黄芪120克，当归尾、赤芍药各6克，川芎、桃仁、红花、地龙各3克。

用法　水煎服。

功效　补气，活血，通络。

主治　中风后遗症。症见半身不遂，口眼㖞斜，语言謇涩，口角流涎，下肢痿废，小便频数或遗尿不禁，舌苔白，脉缓或细弱无力。

特效方解析

1.辨证要点　本方是治疗中风后气虚血滞所致半身不遂的常用方剂。以半身不遂、口眼㖞斜、舌苔白、脉缓或细弱无力为辨证要点。

2.加减变化　方中生黄芪用量宜重，一般可以从30克开始，逐渐增加；痰多者，可加天竺黄、制半夏，以化痰；偏寒者，可加熟附子，以温经散寒；脾胃虚弱者，可加白术、党参，以补气健脾；语言不利者，可加郁金、石菖蒲、远志等，以开窍化痰。

3.现代运用　本方对冠心病后遗症、脑血管意外后遗症、小儿麻痹后遗症，以及其他原因引起的瘫痪、截瘫，或单侧上肢、下肢痿软等证属气虚血瘀者，均可酌情使用。

4.使用注意　病愈后还须继续服用一段时间，以巩固疗效，防止复发。

临床报道

　　本方对缺血性中风及脑出血恢复期均有较好疗效。黄婷将68例急性脑梗死患者随机分为治疗组与对照组，每组34例，治疗组用补阳还五汤加低分子右旋糖酐治疗；对照组用低分子右旋糖酐和肠溶阿司匹林治疗，观察治疗前、后三碘甲状腺原氨酸、甲状腺素、游离三碘甲状腺原氨酸、游离甲状腺素、促甲状腺素水平的变化与临床疗效。结果：治疗组疗效优于对照组（$P < 0.05$）。治疗后治疗组的三碘甲状腺原氨酸、游离三碘甲状腺原氨酸和促甲状腺素由治疗前的低水平升高至正常范围，两组用药后各项指标变化比较，在三碘甲状腺原氨酸、游离三碘甲状腺原氨酸、促甲状腺素有明显变化（$P < 0.01$）。临床研究表明了补阳还五汤在低分子右旋糖酐改善微循环作用的基础上发挥了更有效的治疗作用，对脑梗死急性期所致的下丘脑—垂体—甲状腺功能紊乱及激素分泌异常有显著恢复作用。［黄婷等.补阳还五汤对急性脑梗死下丘脑—垂体—甲状腺轴内分泌激素变化的影响及临床观察 [J] . 浙江中西医结合杂志，2000，10（5）：257.］

血府逐瘀汤

《医林改错》

组成　桃仁12克，红花、当归、生地黄、牛膝各9克，赤芍药、枳壳各6克，川芎、桔梗各5克，柴胡、甘草各3克。

用法　水煎服。

功效　活血祛瘀，行气止痛。

桃仁　　红花　　当归
生地黄　牛膝　　赤芍药
枳壳　　川芎　　桔梗
柴胡　　甘草

血府逐瘀汤

主治　胸中血瘀证。症见胸痛，头痛日久不愈，痛如针刺而有定处，呃逆日久不止，内热烦闷，心悸失眠，急躁易怒，入暮潮热，唇暗或两目暗黑，脉涩或弦紧。

特效方解析

1.辨证要点　本方为治疗血瘀胸中的常用方。以胸痛、痛如针刺而有定处、舌暗红或有瘀斑为辨证要点。

2.加减变化　气机郁滞较重，加香附、川楝子、青皮等，以疏肝理气、止痛；瘀痛入络，可加穿山甲、全蝎、三棱、地龙、莪术等，以破血、通络止痛；胁下有痞块属血瘀者，可酌加郁金、丹参、水蛭、䗪虫等，以活血破瘀、消积化滞；血瘀经闭、痛经者，可用本方去桔梗，加益母草、香附、泽兰等，以活血调经、止痛。

3.现代运用 本方常用于加减治疗风湿性心脏病、心绞痛、胸部挫伤与肋软骨炎引发的胸痛、脑血栓形成、高血压、神经官能症、脑震荡后遗症引发的头痛头晕等证属血瘀气滞者。

4.使用注意 本方活血祛瘀药物较多，孕妇忌服。

红花

复元活血汤

《医学发明》

组成 大黄30克，柴胡15克，当归、桃仁、瓜蒌根各9克，红花、穿山甲、甘草各6克。

大黄　　　柴胡　　　当归

桃仁　　瓜蒌根　　红花

穿山甲　　　　甘草

复元活血汤

用法 水煎服。

功效 活血祛瘀，疏肝通络。

主治 跌打损伤。症见瘀血留于胁下，痛不可忍。

特效方解析

1.辨证要点 本方主要用于治疗跌打损伤。以瘀血留于胁下、痛不可忍为辨证要点。

2.加减变化 气滞甚者，可加香附、木香、枳壳，以行气止痛；疼痛较甚者，可加三七粉或酌加川芎、郁金、没药等，以增强活血祛瘀的功效。

3.现代运用 本方常用于治疗肋间神经痛、肋软骨炎等证属血瘀气滞者。

4.使用注意 运用本方"以利为度"，若服药后"得利痛减"，而病未痊愈，必须更换方剂或调整原方剂量。孕妇忌服。

大黄

温经汤

《金匮要略》

组成 吴茱萸、麦冬（去心）各9

吴茱萸	麦冬	当归
芍药	川芎	人参
桂枝	阿胶	牡丹皮
生姜	甘草	半夏

温经汤

克，当归、芍药、川芎、人参、桂枝、阿胶、牡丹皮（去心）、生姜、甘草、半夏各6克。

用法 上十二味，以水一斗，煮取三升，分温三服。现代用法：水煎服，阿胶烊冲。

功效 温经散寒，养血祛瘀。

主治 冲任虚寒、瘀血阻滞证。症见漏下不止，经血色暗而有块或淋漓不畅，月经超前、延后、逾期不止或一月再行，经停不至而见少腹里急，腹满，傍晚发热，手心烦热，唇口干燥，舌暗红，脉细涩。亦治妇人宫冷，久不受孕。

本方的配伍特点有二：一是方中温清补消并用，但以温经补养为主；

二是大量温补药与少量寒凉药配伍，能使全方温而不燥、刚柔相济，以成温养化瘀之剂。

1.辨证要点 本方为妇科调经的常用方，主要用于冲任虚寒而有瘀滞的月经不调、痛经、崩漏、不孕等。临床应用以月经不调、经血色暗而有块、手心烦热、舌暗红、脉细涩为辨证要点。

2.加减变化 寒凝而气滞者，加乌药、香附，以理气止痛；小腹冷痛甚者，去麦冬、牡丹皮，加小茴香、艾叶，或桂枝易为肉桂，以增强散寒止痛的功效；气虚甚者，加白术、黄芪，以益气健脾；傍晚发热甚者，加地骨皮、银柴胡，以清虚热；漏下不止而血色暗淡者，去牡丹皮，加艾叶、炮姜，以温经止血。

3.现代运用 本方常用治疗功能失调性子宫出血、慢性盆腔炎、痛经、不孕症等证属冲任虚寒、瘀血阻滞者。

4.使用注意 月经不调属实热或无瘀血内阻者忌用，服药期间忌食生冷之品。

生化汤

《傅青主女科》

 全当归24克，川芎9克，桃仁（去皮尖，研）6克，干姜（炮黑）、甘草各2克。

 黄酒、童便各半煎服。现代用法：水煎服，或酌加黄酒同煎。

 养血祛瘀，温经止痛。

 血虚寒凝，瘀血阻滞证。症见产后恶露不行，小腹冷痛。

1.辨证要点 本方为妇女产后常用

吴茱萸

方，甚至在一些地区作为产后必服之剂，虽多属有益，但应以产后血虚瘀滞偏寒者为宜。临床应用以产后恶露不行、小腹冷痛为辨证要点。

2.加减变化 瘀滞较甚、腹痛较剧者，可加五灵脂、延胡索、蒲黄、益母草等，以祛瘀止痛；恶露已行而腹微痛者，可减去破瘀的桃仁；气滞明显者，加香附、木香、乌药等，以理气止痛；小腹冷痛甚者，可加肉桂，以温经散寒。

3.现代运用 本方常用于治疗产后子宫复旧不良、产后宫缩疼痛、胎盘残留等证属产后血虚寒凝、瘀血内阻者。

当归

4.使用注意 若产后血热而有瘀滞者不宜使用；若恶露过多、出血不止，甚则汗出、气短神疲者，当属禁用。

失笑散

《太平惠民和剂局方》

组成 蒲黄、五灵脂各6克。

用法 共为细末，每次服6克，用黄酒或醋冲服；亦可作汤剂，用量酌定。

功效 活血祛瘀，散结止痛。

主治 瘀血停滞。症见心胸刺痛，脘腹疼痛，产后恶露不行，月经不调，少腹急痛等。

1.辨证要点 本方是治疗瘀血作痛的常用基础方，尤以肝经血瘀者为宜。以心腹刺痛或妇女月经不调、少腹急痛为辨证要点。

2.加减变化 兼寒证者，可加小茴香、炮姜；气滞较甚者，可加香附、川楝子、延胡索；兼见血虚者，可与四物汤同用。

3.现代运用 本方加味可治疗慢性胃炎、痛经、心绞痛、宫外孕等证属瘀血停滞者。

4.使用注意 孕妇禁用，脾胃虚弱者及月经期妇女慎用。

蒲黄

活络效灵丹

《医学衷中参西录》

组成 当归、丹参、乳香、没药各15克。

用法 上四味作汤服。若为散，一剂分作四次服，温酒送下。现代用法：水煎服。

功效 活血祛瘀，通络止痛。

主治 气血凝滞证。症见心腹疼痛，腿臂疼痛，跌打瘀肿，内外疮疡，症瘕积聚。

全方活血辅以行气，化瘀兼以养血，活血止痛、消肿生肌之功颇佳。正如《医学衷中参西录》所言："此方于流通气血之中，大具融化气血之力……治内外疮疡，心腹四肢疼痛，凡病之由于气血凝滞者，恒多奇效。"

特效方解析

1.辨证要点 本方为治疗气血凝滞之心腹、腿臂诸痛的常用方。以瘀痛明显为辨证要点。

2.加减变化 臂痛者，可加桂枝，以温通上行；腿痛者，可加牛膝，以助活血祛瘀并引药下行；脏腑内痛者，可加贝母、三七，以行血散结、消痈；妇女瘀血腹痛者，可加生五灵脂、桃仁，以祛瘀止痛；疮疡红肿属阳者，可加连翘、金银花，以清热解毒。

3.现代运用 本方常用于治疗冠状动脉粥样硬化性心脏病、心绞痛、异位妊娠、脑血栓形成、坐骨神经痛、急性腰扭伤、颈椎病、肋间神经痛等证属气血凝滞者。

4.使用注意 孕妇慎用。方中乳香、没药辛苦香烈，用量过大易致恶心呕吐。

足跟痛，用本方加减，当归、丹参、牛膝、威灵仙、鹿角霜、川续断、五加皮各15克，乳香、没药、木瓜各10克。阴虚者加石斛、生地黄各15克，黄柏12克；气虚者加党参、黄芪各12～15克。治疗足跟痛60例，男性病例28例，女性病例32侧；年龄最小30岁，最大71岁。结果：行走、久站、跑步无疼痛，随访3个月不复发为治愈，共45例；行走、站立无疼痛，但劳累或久行仍有微痛为显效，共14例，无效1例，总有效率为98.33%。

桂枝　茯苓　牡丹皮
桃仁　　　芍药
桂枝茯苓丸

桂枝茯苓丸

《金匮要略》

组成　桂枝、茯苓、牡丹皮（去心）、桃仁（去皮尖，熬）、芍药各9克。

用法　上五味，末之，炼蜜和丸，如兔屎大，每日食前服3克，不知，加至三丸。现代用法：共为末，炼蜜和丸，每日服3～5克。

功效　活血化瘀，缓消症块。

主治　瘀阻胞宫证。症见小腹有症块，妊娠漏下不止，或胎动不安，血色紫黑晦暗，腹痛拒按，或经闭腹痛，或产后恶露不尽而腹痛拒按者，舌紫暗或有瘀点，脉沉涩。

本方配伍特点有二：一为既用桂枝以温通血脉，又佐牡丹皮、芍药以凉血散瘀，寒温并用，则无耗伤阴血之弊；二为漏下之症，采用行血之法，体现通因通用之法，俾症块得消，血行常道，则出血得止。

《妇人良方》将本方更名为"夺命丸"，用于治妇人小产、子死腹中而见"胎上抢心，闷绝致死，冷汗自出，气促喘满者。"《济阴纲目》将本方改为汤剂，易名为催生汤，用于妇人临产见腹痛、腰痛而胞浆已下时，有催生之功。

特效方解析

1.辨证要点　本方为治疗瘀血留滞胞宫、妊娠胎动不安、漏下不止的常用方。临床应用以少腹有症块、血色紫黑晦暗、腹痛拒按为辨证要点。妇女经行不畅、闭经、痛经，以及产后恶露不尽等证属瘀阻胞宫者，亦可以本方加减治之。

2.加减变化 疼痛剧烈者，宜加没药、延胡索、乳香等，以活血止痛；瘀血阻滞较甚者，可加川芎、丹参等，以活血祛瘀；气滞者，加陈皮、香附等，以理气行滞；出血多者，可加蒲黄、茜草等，以活血止血。

3.现代运用 本方常用于治疗子宫肌瘤、子宫内膜异位症、附件炎、卵巢囊肿、慢性盆腔炎等证属瘀血留滞者。

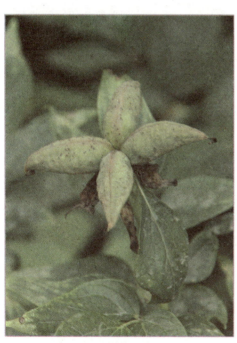

芍药

4.使用注意 对妇女妊娠而有瘀血症块者，只能渐消缓散，不可峻猛攻破。《金匮要略》对本方其用量、用法规定甚严，临床使用当注意。

鳖甲煎丸
《金匮要略》

组成　鳖甲（炙）、赤硝各90克，柴胡、蟅螂（熬）各45克，芍药、牡丹（去心）、䗪虫（熬）各37克，蜂巢（炙）30克，乌扇（烧）、黄芩、鼠妇（熬）、干姜、大黄、桂枝、石韦（去毛）、厚朴、紫葳、阿胶各22.5克，桃仁、瞿麦各15克，人参、半夏、葶苈各7.5克。

用法　上二十三味，取煅灶下灰一斗，清酒一斛五斗，浸灰，候酒尽一半，着鳖甲于中，煮令泛烂如胶漆，绞取汁，内诸药，煎为丸，如梧桐子大。空心服七丸，日三服。现代用法：除硝石、鳖甲胶、阿胶外，20味烘干碎断，加黄酒600毫升拌匀，加盖封闭，隔水炖至酒尽药熟，干燥，与硝石等三味混合，粉碎成细粉，炼蜜为丸，每丸重3克。每次服1~2丸，每日2~3次，温开水送下。

功效　行气活血，祛湿化痰，软坚消症。

主治 疟母、症瘕。症见疟疾日久不愈，胁下痞硬（或硬）成块，结成疟母，症瘕结于胁下，推之不移，腹中疼痛，肌肉消瘦，饮食减少，时有寒热，女子闭经。

特效方解析

1.辨证要点 本方为治疗疟母、症瘕的常用方。临床应用以症瘕结于胁下、推之不移、腹中疼痛、肌肉消瘦、饮食减少、时有寒热、女子闭经等为辨证要点。

2.加减变化 寒湿甚者，去大黄、黄芩，加肉桂、附子；气滞甚者，加木香、枳壳；腹水甚者，加车前、大腹皮、茯苓、椒目等；湿热甚者，去桂枝、干姜，加栀子、茵陈。

3.现代运用 本方常用于治疗肝硬化、肝脾肿大、肝癌、卵巢囊肿、子宫肌瘤等证属正气日衰、气滞血瘀者。

4.使用注意 忌苋菜、生葱、胡荽、羊肉、饧等物。虚人忌用，体力较强者亦不宜久用；孕妇禁用。

血吸虫病肝脾肿大：有人用鳖甲煎丸配合阿魏消痞丸治疗晚期血吸虫病肝脾肿大41例。用法：鳖甲煎丸每次1.5～2克，阿魏消痞丸，每次3～5克，二方混合服用，每日3次，饭前半小时服，23天为1个疗程。结果：41例中脾脏缩小1～3厘米者20人，缩小4～6厘米者13人，不缩小但软化者7人，无效者1人，有效率达80%以上；其中29例肝肿大者，缩小1～2厘米者10人，缩小3～5厘米者4人，不增不减而软化者13人，无效2人。此外，17例大便带脓血者，服药后均转为正常大便。

大黄䗪虫丸

《金匮要略》

组成 大黄（蒸）7.5克，干地黄30克，芍药12克，甘草9克，桃仁、杏仁、虻虫、蛴螬、黄芩、水蛭（百枚）各6克，干漆、䗪虫各3克。

用法 上十二味，末之，炼蜜和丸小豆大，酒饮服五丸，日三服。现代用法：共为细末，炼蜜为丸，重3克，每服1丸，温开水送服；亦可作汤剂，水煎服。

功效 活血消症，祛瘀生新。

主治 瘀血内停所致之干血痨。症见形体虚羸，腹满不能饮食，肌肤甲错，两目黯黑，潮热，闭经，舌紫黯或边有瘀斑，脉迟涩。

本方破血逐瘀力强，补虚扶正，

大黄　干地黄　芍药

甘草　桃仁　杏仁

虻虫　蛴螬　黄芩

水蛭　干漆　䗪虫

大黄䗪虫丸

寓补于攻，破血而不伤血。《金匮要略心典》云其："润以濡其干，虫以动其瘀，通以去其闭。"

特效方解析

1.辨证要点　本方为治疗干血痨的主方。以瘀积日久、体瘦食少、两目黯黑、脉迟涩为辨证要点。

2.加减变化　本方多用丸剂，临证可根据需要选用相关药物煎汤送服。

3.现代运用　本方常用于治疗肝硬化、慢性活动性肝炎、肥胖性脂肪肝、周围血管疾病、脑栓塞、慢性白血病、再生障碍性贫血、肺癌、肝癌等证属正气亏损、瘀血内停者。

4.使用注意　方中破血祛瘀之品较多，补虚扶正不足，虽有"去病补虚"之意，但在干血去后，还应另选方药以补虚。孕妇禁用；有出血倾向者慎用；初服时少数患者可能会出现轻度腹泻，一周左右即可消失；皮肤过敏者停服。

临床报道

慢性活动性肝炎：用本方治疗慢性活动性肝炎40例。治愈17例，症状体征消失，肝功能恢复正常，乙型肝炎病毒表面抗原转阴；有效19例，症状体征消失，肝功能恢复正常，乙型肝炎病毒表面抗原呈阳性，或肝功能损害减轻，但未恢复正常，乙型肝炎病毒表面抗原呈阳性；无效4例。

大黄

第二节
止血

咳血方

《丹溪心法》

组成 青黛、诃子各6克，山栀子、瓜蒌仁、海浮石各9克。

青黛　诃子　山栀子

瓜蒌仁　海浮石

咳血方

用法 水煎服。

功效 清肝宁肺，凉血止血。

主治 肝火犯肺所致之咯血。症见咳嗽痰稠带血，咯吐不爽，心烦易怒，胸胁作痛，咽干口苦，颊赤便秘，舌红，苔黄，脉弦数。

1.辨证要点 本方主要用于治疗肝火灼肺所致的咯血。以咳痰带血、胸胁作痛、口苦颊赤、舌红、苔黄、脉弦数为辨证要点。

2.加减变化 火盛伤阴者，可加麦冬、沙参，以清热养阴；咳甚痰多者，可加天竺黄、浙贝母，以化痰止咳。

3.现代运用 本方常用于治疗支气管扩张、肺结核等病所致咯血而证属肝火犯肺者。

4.使用注意 因本方属寒凉降泻之剂，故肺肾阴虚及脾虚便溏者，不宜使用。

诃子

小蓟饮子

《济生方》，录自《玉机微义》

组成 生地黄、小蓟、滑石、木通、蒲黄、藕节、淡竹叶、当归、山栀子、甘草各9克。

生地黄　　小蓟　　滑石

木通　　蒲黄　　藕节

淡竹叶　　当归　　山栀子

甘草

小蓟饮子

用法 上咀，每服半两（15克），水煎，空心服。现代用法：作汤剂，水煎服，用量据病证酌情增减。

功效 凉血止血，利水通淋。

主治 下焦热结所致之血淋、尿血。症见尿中带血，小便频数、赤涩热痛，舌红，脉数。

方中小蓟凉血止血，为君药；藕节、蒲黄凉血止血，并能消瘀，使血止而不留瘀，滑石、木通、淡竹叶清热利尿而通淋，共为臣药；山栀子清泻三焦之火，导热下行，生地黄养阴清热，当归养血活血，共为佐药；甘草调药和中，为使药。本方止血之中寓以化瘀，清利之中兼以养阴。合而用之，共奏凉血止血、利尿通淋之功。

特效方解析

1.辨证要点 本方是治疗下焦热结所致之血淋、尿血的常用方剂。以尿中带血或尿血、小便赤涩热痛、舌红、脉数为辨证要点。

2.加减变化 方中甘草应以生甘草为宜，以增强清热泻火之力；血淋、尿血日久，气阴两伤者，可减滑石、木通等寒滑渗利之品，酌加黄芪、太子参、阿胶等，以补气养阴；尿道刺痛者，可加琥珀末1.5克吞服，以通淋、化瘀止痛。

3.现代运用 本方常用于治疗急性泌尿系感染、泌尿系结石等证属下焦瘀热者。

4.使用注意 方中药物多为寒凉通利之品，只宜于实热证。若血淋、尿血日久，兼寒或阴虚火动或气虚不摄者，均不宜使用。

小蓟

槐花散
《普济本事方》

2.加减变化 大肠热甚者，可加入黄芩、黄连等，以清泻热；便血日久血虚者，可加入当归、熟地黄等，以养血活血；脏毒下血紫暗者，可加入茯苓、苍术等，以祛湿毒；便血较多者，荆芥可改用荆芥炭，并加入地榆炭、黄芩炭、棕榈炭等，以加强止血的功效。

3.现代运用 本方常用于治疗痔疮、结肠炎或其他大便下血属风热或湿热邪毒、壅遏肠道、损伤脉络者。肠癌便血亦可应用。

组成 槐花（炒）、侧柏叶（杵，焙）各12克，荆芥穗、枳壳（麸炒）各6克。

用法 上为细末，用清米饮调下二钱，空心食前服。现代用法：为细末，每服6克，开水或米汤调下；亦可作汤剂，水煎服，用量按原方比例酌定。

功效 清肠止血，疏风行气。

主治 风热湿毒，壅遏肠道，损伤血络证。症见便前出血或便后出血，粪中带血，痔疮出血，血色鲜红或晦暗，舌红，苔黄，脉数。

1.辨证要点 本方是治疗肠风、脏毒下血的常用方。临床应用以便血、血色鲜红、舌红、脉数为辨证要点。

槐花

第十三章

治风特效方

图一 生地黄饮片

第一节
疏散外风

川芎茶调散

《太平惠民和剂局方》

组成 川芎、荆芥、薄荷各12克，白芷、羌活、炙甘草各6克，防风4.5克，细辛3克。

川芎　荆芥　薄荷

白芷　羌活　炙甘草

防风　　　细辛

川芎茶调散

用法 以上药共为细末，每次服6克，清茶调下；亦作汤剂，用量按原方比例酌定。

功效 疏风止痛。

主治 外感风邪头痛。症见偏正头痛或巅顶作痛，恶寒发热，目眩鼻塞，舌苔薄白，脉浮。

特效方解析

1.**辨证要点** 本方为主治风邪头痛的常用方剂。临床使用当以头痛、鼻塞、脉浮为辨证要点。

2.**加减变化** 风热者，可去细辛、羌活，加菊花、蔓荆子；风寒甚者，可重用川芎，并可酌加生姜、紫苏叶；头痛日久不愈，可配僵蚕、全蝎、桃仁等，以祛风、活血止痛。

3.**现代运用** 本方常用于治疗偏头痛，神经性头痛，感冒、流行性感冒、慢性鼻炎、副鼻窦炎所引起的头痛等证属风邪的患者。

4.**使用注意** 本方药物多辛散，气虚、血虚、肝肾阴亏、肝阳上亢、肝风内动引起的头痛患者，不宜使用。

甘草

特效处方大全　彩图版

防风通圣散

《宣明论方》

组成 防风、荆芥、连翘、麻黄、薄荷、川芎、当归、芍药、炒白术、栀子、大黄（酒蒸）、芒硝各15克，石膏、黄芩、桔梗各30克，甘草60克，滑石90克。

用法 为末，每服二钱，水一大盏，生姜三片，煎至六分，温服。（近代用法：作汤剂，或为丸，吞服三四钱，开水送下。）

功效 解表通里，疏风清热。

主治 风热壅盛，表里俱实。症见憎寒壮热，头目昏眩，目赤睛痛，口苦咽干，咽喉不利，胸膈痞闷，咳呕喘满，涕唾稠黏，大便秘结，小便赤涩。亦治疮疡肿毒，肠风痔漏，惊狂谵语，手足瘛疭，丹癍瘾疹等。

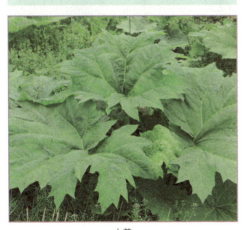

大黄

本方为解表、清里、攻下三法并用立方。方中麻黄辛温解表，宣肺解表；大黄泻热通便；石膏清热泻火，解表、清里、攻下并重，共为主药。防风、荆芥、薄荷、连翘助麻黄疏风解表，使风邪汗出而解，并可防寒化热；芒硝协大黄清热通便；黄芩清泻肺胃之热，山栀子、滑石清热利尿，使里热从二便而下，共为辅药。当归、川芎、白芍药养血活血、养肝散风；白术健脾燥湿；桔梗宣肺化痰与苦寒泻降之药升降并用；降中有升，共为佐药。甘草和中缓急、调和诸药，为使药。此方为表里、气血、三焦通治之剂，使汗不伤表，下不伤里，故名"通圣"。

特效方解析

1.辨证要点 本方以憎寒壮热、口苦咽干、大便秘结、小便赤涩、舌苔黄腻、脉数为辨证要点。

2.加减变化 涎嗽者，加半夏15克（姜制）。

3.现代运用 本方用于治疗感冒、急性结膜炎、头面部疖肿、高血压、肥胖症、习惯性便秘、痔疮等证属于风热壅盛、表里俱实者。

4.使用注意 时毒饥馑之后胃气亏损者，须当谨慎，非大满大实不用。

临床报道

有人将防风通圣散改为汤剂治疗顽固性头痛27例，疗效显著。患者均表现为持续性或反复发作性头痛，病程3个月以上，经多种治疗效果不佳，并排除颅内占位性病变及颅内炎症所致之头痛。其中偏头痛及类偏头痛型血管性头痛6例；非偏头痛型血管性头痛8例，肌收缩性头痛7例，神经官能性头痛3例，鼻副鼻窦炎伴发头痛1例，高血压所致头痛2例。治疗以防风通圣散作为基本方，无大便秘结，去大黄、芒硝；无小便黄赤，去山栀子、滑石；头昏眼花者，加菊花。结果：治愈19例，显效5例，有效2例，无效1例，未见副作用。

特效方解析

1.辨证要点 本方适用于风痰阻滞经络而偏于寒性者。临床当以口眼㖞斜、舌淡、苔白为辨证要点。

2.加减变化 面肌抽动甚者，可酌加天麻、蜈蚣、地龙等祛风、通络止痉之品以增强疗效；临证时可酌加白芷、防风、红花等，以加强疏风活血的作用。

3.现代运用 面神经痉挛、面神经麻痹、三叉神经痛、偏头痛等证属风痰痹阻经络者，均可用本方加减治疗。

4.使用注意 口眼㖞斜因气虚血瘀或肝风内动所致者，忌用本方。另外，白附子、全蝎为有毒之品，用量不宜过大。

牵正散

《杨氏家藏方》

组成 白附子、僵蚕、全蝎各3克。

用法 上药共为细末，每次服3克，热酒或温开水送下；亦可作汤剂，用量据原方比例酌定。

功效 祛风化痰，通络止痉。

主治 风痰阻滞经络证。症见口眼㖞斜或面肌时时抽动。

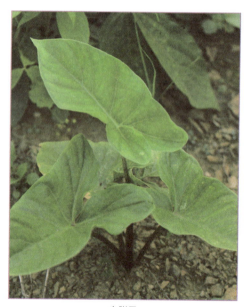

白附子

小活络丹

《太平惠民和剂局方》

组成 川乌、草乌、天南星、地龙各180克，乳香、没药各66克。

用法 上药为细末，混匀，加炼蜜制成大蜜丸，每丸重3克。口服，每次1丸，每日2次，用陈酒或温开水送服。

川乌　草乌　天南星
地龙　乳香　没药

小活络丹

功效 祛风除湿，化痰通络，活血止痛。

主治 风寒湿痹。症见肢体筋脉挛痛，麻木拘急，关节屈伸不利，疼痛游走不定。亦治中风，手足不仁，日久不愈；或经络中有湿痰瘀血，而见腰腿沉重，或腿臂间作痛。

特效方解析

1.辨证要点 本方为治疗风寒湿痹的常用方。以肢体筋脉挛痛、关节屈伸不利、舌淡、苔白为辨证要点。

2.加减变化 兼见肝肾气血不足者，可配独活寄生丸同服。

3.现代运用 风湿性关节炎、类风湿性关节炎、脑血管意外后遗症等证属寒痰瘀阻者，亦可以本方治之。

4.使用注意 本方药物性燥峻烈，适用于体质壮实、痹证偏寒者；阴虚内热、肝阳上亢者及孕妇等应慎用。

川乌

大秦艽汤

《素问病机气宜保命集》

组成 秦艽90克，甘草、川独活、川芎、当归、芍药、石膏各60克，川羌活、防风、黄芩、吴白芷、白术、生地黄、熟地黄、茯苓各30克，细辛15克。

用法 上十六味，锉。每服30克，水煎，去滓，温服。现代用法：上药用量按比例酌减，水煎，温服。

功效 疏风清热，养血活血。

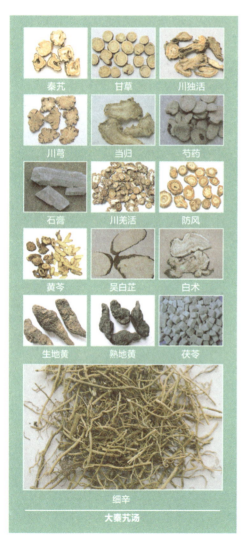

秦艽 　甘草 　川独活

川芎 　当归 　芍药

石膏 　川羌活 　防风

黄芩 　吴白芷 　白术

生地黄 　熟地黄 　茯苓

细辛

大秦艽汤

主治 风邪初中经络证。症见口眼㖞斜，舌强不能言语，手足不能运动，恶寒发热，舌苔白或黄，脉浮数或弦细。

特效方解析

1.辨证要点 本方是治疗风邪初中经络的常用方。临床应用以口眼㖞斜、舌强不能言语、手足不能运动、恶寒发热、舌苔白或黄、脉浮数为辨证要点。

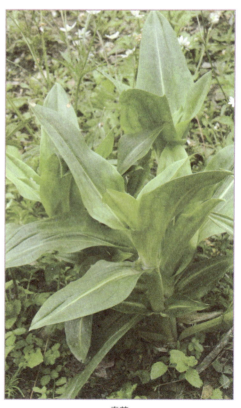

秦艽

特效处方大全 彩图版

2.加减变化 无内热者，可去石膏、黄芩等清热之品，专以疏风、养血通络为治。《通俗伤寒论》载"如遇天阴，加生姜煎七八片；如心下痞，每两加枳实一钱同煎"的用法，可资参考。

3.现代运用 本方常用于治疗面神经麻痹、缺血性脑卒中等证属风邪初中经络者。风湿性关节炎属风湿热痹者，亦可斟酌加减用之。

4.使用注意 本方辛温发散之品较多，若属内风所致者，不可使用。

玉真散

《外科正宗》

天南星　防风　白芷

天麻　羌活　白附子

玉真散

组成 天南星、防风、白芷、天麻、羌活、白附子各等份。

用法 上为细末，每服6克，热酒一盅调服，更敷伤处。若牙关紧急，腰背反张，每服9克，用热童便调服。现代用法：共为细末，每次3~6克，每日3次，用热酒或童便调服；外用适量，敷患处。亦可作汤剂，用量酌定。服药后须盖被取汗，并宜避风。

功效 祛风化痰，定搐止痉。

主治 破伤风。症见牙关紧急，口撮唇紧，身体强直，角弓反张，甚则咬牙缩舌，脉弦紧。

本方实由《普济本事方》中"玉真散"发展而成，此时方中只用天南星、防风两味，主治破伤风。《外科正宗》在此基础上增加白附子、羌活、白芷、天麻，故其祛风化痰、止痉之力较前方为胜。

特效方解析

1.辨证要点 本方为治疗破伤风的常用方。临床应用以牙关紧急、身体强直、角弓反张、脉弦紧为辨证要点。

2.加减变化 本方祛风化痰之功较强，而解痉之力不足，运用时常加入全蝎、蜈蚣、蝉蜕等，以增强解痉定搐的功效；痰多者，可加竹沥、贝母，以化痰。

3.现代运用 本方常用于治疗破伤风、面神经麻痹、三叉神经痛等证属风邪袭于经络者。

4.使用注意 方中药物偏于温燥，易耗气伤津，破伤风而见津气两虚者，不宜使用；肝经热盛动风者忌用。另外，白附子、天南星均有毒性，用量宜慎，孕妇忌服。

天南星

羚角钩藤汤

《通俗伤寒论》

组成　羚羊角片4.5克，钩藤、菊花、茯神、生芍药各9克，桑叶6克，川贝母12克，鲜地黄、淡竹茹各15克，甘草2.4克。

羚羊角　钩藤　菊花

茯神　生芍药　桑叶

川贝母　鲜地黄　淡竹茹

甘草

羚角钩藤汤

特效处方大全　彩图版

用法 水煎服。

功效 凉肝息风，增液舒筋。

主治 肝热生风证。症见高热不退，烦闷躁扰，手足抽搐，发为痉厥，甚则神昏，舌绛而干或舌焦起刺，脉弦数。

特效方解析

1.辨证要点 本方专为治疗肝热生风证而设。以高热不退、烦闷躁扰、手足抽搐、舌绛、脉弦数为辨证要点。

2.加减变化 邪热内闭、神志昏迷者，可配合清热开窍之剂，如紫雪、安宫牛黄丸等。

3.现代运用 本方用于治疗妊娠

钩藤

子痫、流行性乙型脑炎，以及高血压引起的眩晕、头痛、抽搐等证属肝经热盛者。

镇肝息风汤
《医学衷中参西录》

组成 怀牛膝、生赭石各30克，生龙骨、生牡蛎、生龟板、生芍药、玄参、天冬各15克，川楝子、茵陈、生麦芽各6克，甘草4.5克。

用法 水煎服。

功效 镇肝息风，滋阴潜阳。

主治 肝阳上亢、气血上逆所致之类中风。症见头目眩晕，耳鸣目胀，脑部热痛，心中烦热，面色如醉，时常嗳气，肢体渐觉不利，口角渐形㖞斜，甚或眩晕颠扑，昏不知人，移时始醒或醒后不能复原，脉弦长有力。

特效方解析

1.辨证要点 本方为治疗类中风的常用方剂，凡中风前后，辨证为阴虚阳亢、肝风内动者均可运用。以头目眩晕、脑部热痛、面色如醉、脉弦长有力为辨证要点。

2.加减变化 痰多者，加胆南星，以清热化痰；心中热甚者，加生石膏，以清热；大便不实者，减赭石、龟板，加赤石脂；尺脉重按虚者，加山茱萸、熟地黄，以补益肝肾。

3.现代运用　本方用于治疗高血压、血管性头痛等证属肝肾阴亏、肝阳上亢者。

4.使用注意　气虚血瘀所致之中风者，则不宜使用本方。

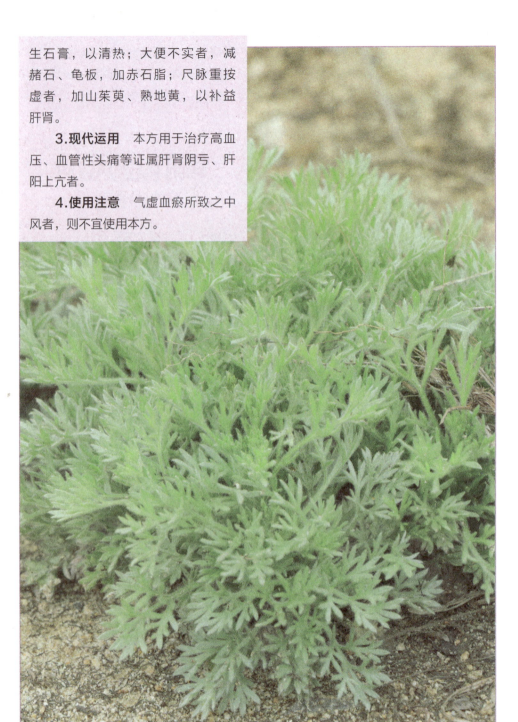

茵陈

特效处方大全　彩图版